Gehörgefährdung bei Veranstaltungen

Jetzt diesen Titel zusätzlich als E-Book downloaden und 70 % sparen!

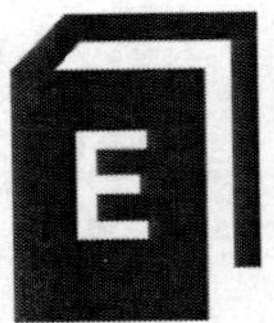

Als Käufer dieses Buchtitels haben Sie Anspruch auf ein besonderes Kombi-Angebot: Sie können den Titel zusätzlich zum Ihnen vorliegenden gedruckten Exemplar für nur 30 % des Normalpreises als E-Book beziehen.

Der BESONDERE VORTEIL: Im E-Book recherchieren Sie in Sekundenschnelle die gewünschten Themen und Textpassagen. Denn die E-Book-Variante ist mit einer komfortablen Volltextsuche ausgestattet!

Deshalb: Zögern Sie nicht. Laden Sie sich am besten gleich Ihre persönliche E-Book-Ausgabe dieses Titels herunter.

In 3 einfachen Schritten zum E-Book:

❶ Rufen Sie die Website **www.beuth.de/e-book** auf.

❷ Geben Sie hier Ihren persönlichen, nur einmal verwendbaren E-Book-Code ein:

3121741480K8B55

❸ Klicken Sie das „Download-Feld“ an und gehen dann weiter zum Warenkorb. Führen Sie den normalen Bestellprozess aus.

Hinweis: Der E-Book-Code wurde individuell für Sie als Erwerber dieses Buches erzeugt und darf nicht an Dritte weitergegeben werden. Mit Zurückziehung dieses Buches wird auch der damit verbundene E-Book-Code für den Download ungültig.

Gehörgefährdung bei Veranstaltungen

DIN

Michael Ebner

Gehörgefährdung bei Veranstaltungen

2., vollständig überarbeitete und erweiterte Auflage 2023

Herausgeber:
DIN Deutsches Institut für Normung e. V.

Beuth Verlag GmbH · Berlin · Wien · Zürich

Herausgeber: DIN Deutsches Institut für Normung e. V.

© 2023 Beuth Verlag GmbH
Berlin · Wien · Zürich
Am DIN-Platz
Burggrafenstraße 6
10787 Berlin

Telefon: +49 30 2601-0
Telefax: +49 30 2601-1260
Internet: www.beuth.de
E-Mail: kundenservice@beuth.de

Maßgebend für das Anwenden jeder in diesem Werk erläuterten oder zitierten Norm ist deren Fassung mit dem neuesten Ausgabedatum. Den aktuellen Stand zu jeder DIN-Norm können Sie im Webshop des Beuth Verlags unter www.beuth.de abfragen. Dort finden Sie insbesondere etwaige Berichtigungen und Warnvermerke, welche bei der Anwendung der jeweiligen Norm unbedingt zu beachten sind.

Satz: Sabine Wasser, Berlin

Druck: L&C Printing Group, Kraków

Gedruckt auf säurefreiem, alterungsbeständigem Papier nach DIN EN ISO 9706

ISBN 978-3-410-31217-8
ISBN (E-Book) 978-3-410-31218-5

Inhaltsverzeichnis

Vorwort

Die DIN 15905-5 hat eine durchaus bemerkenswerte Geschichte.

Die erste Fassung von Oktober 1989 war de facto kaum anwendbar. Einerseits führte die Dosisbeschränkung, obwohl sachlich nachvollziehbar, bei langen Veranstaltungen (also Festivals und Discotheken) zu so geringen zulässigen Pegeln, dass sie Künstlern und Publikum nicht zu vermitteln gewesen sind. Andererseits war das Messverfahren mit den zwei Messmikrofonen und den oktavgemittelten Korrekturwerten derart komplex, dass es nur von Spezialisten wirklich normgerecht hätte umgesetzt werden können. Das führte dazu, dass diese Norm in der Praxis absolut keine Rolle spielte und von denen, die sie hätten anwenden sollen, auch nicht gekannt wurde. Diese sahen auch gar nicht den Veranstalter oder den baurechtlichen Betreiber in einer Verkehrssicherungspflicht, sondern das Publikum in der Eigenverantwortung.

Das änderte sich, als ein klagender Anwalt in einem Schadensersatzprozess die DIN 15905-5 entdeckte und auf dieser Grundlage seinen Berufungsprozess führte. Zwar wurde die Klage vor dem OLG Karlsruhe noch abgewiesen, die Revision vor dem Bundesgerichtshof mit Urteil am 13. März 2001 war dann jedoch erfolgreich, und die Branche konnte die DIN 15905-5 nicht länger ignorieren.

Dies führte zu drei Entwicklungen: Die ersten Hersteller nahmen sich des Themas an, sodass dann 14 Jahre nach dem Erscheinen der ersten Fassung endlich ein Messsystem auf dem Markt war, mit dem wirklich normgerechte Messungen (inklusive oktavgemittelter Korrekturwerte) möglich gewesen sind. Dann begannen die ersten Veranstalter und Betreiber (gerade auch die öffentlich-rechtlichen Rundfunkanstalten), sich dieses Themas anzunehmen. Und schließlich begann der zuständige Normenausschuss ein weiteres Normungsverfahren, um die DIN 15905-5 praxistauglich zu bekommen.

Parallel dazu zeigten Untersuchungen bei Jugendlichen und jungen Erwachsenen ein erhebliches Maß an Lärmschwerhörigkeit. Dies rief auf der einen Seite die Arbeitsschützer auf den Plan und führte dazu, dass die Werte der 2007 erschienenen LärmVibrationsArbSchV im Vergleich zur vorhergehenden BGV B3 um 5 dB strenger wurden. Auf der anderen Seite rückten neben den tragbaren Musikabspielgeräten die Discotheken- und Konzertveranstaltungen in den Fokus der Politik. Mit Beschluss vom 1. Juli 2005 forderte die Gesundheitsministerkonferenz der Länder die Bundesregierung auf, auf eine freiwillige Regelung der Veranstaltungsbranche und einer „Lärmbelastung im lautesten Bereich unter 100 dB(A)“ hinzuwirken. Dem Normenausschuss wurde dabei signalisiert, dass entweder die Branche das selbst mit einer Norm regele, in der ein Beurteilungspegel unter 100 dB stehe, und die in der Praxis dann auch angewendet werde, oder die Bundesländer werden eine gesetzliche Regelung machen, in der dann 95 dB stehen würde.

Ebenso parallel starteten der Bundesverband der Discotheken und Tanzlokale zusammen mit dem Bundesverband Diskjockey e.V. das Projekt DJ-Führerschein, die Schulung und freiwillige Selbstüberwachung der Diskjockeys.

Der Norm-Entwurf im Jahr 2006 wurde in der Branche und von den Branchenverbänden heftig diskutiert, die Messe Frankfurt und das PA-Forum hielten Diskussionsveranstaltungen ab, und es gingen Einsprüche von einer Vielzahl von Einsprechenden ein. Schließlich erschien im November 2007 die zweite Fassung der DIN 15905-5. Diese wurde in der Branche zwar nicht mit Begeisterung aufgenommen, insgesamt aber doch akzeptiert und langsam, aber zunehmend umgesetzt. Hilfreich war dabei, dass mit zunehmender Verbreitung von Linearray-Systemen eine gleichmäßige Beschallung der Publikumsfläche zunehmend leichter wurde.

Dass nun 2019 begonnen wurde, die Norm zu überarbeiten, lag primär am bisherigen Anhang C der bestehenden Fassung. In diesem wurde versucht, eine andere als eine politische Begründung für einen Richtwert von 99 dB zu finden und dazu die zulässige Wochendosis aus dem Arbeitsschutz verwendet. Bei einer turnusmäßigen Überprüfung der Norm ist aufgefallen, dass die Bundesregierung kurz vor dem Erscheinen der DIN 15905-5:2007-11 (aber nach Abschluss des Einspruchsverfahrens) die LärmVibrationsArbSchV erlassen und dabei die Auslösewerte im Vergleich zur BGV B3 um 5 dB verschärft hat. Hier wurde nun die Frage aufgeworfen, ob vor dem Hintergrund des Anhang C die Richtwerte nach DIN 15905-5 ebenfalls um 5 dB zu verschärfen seien.

Das Normungs- und das Einspruchsverfahren waren diesmal kein Politikum mehr. Mutmaßlich deswegen, weil an der Norm nichts als Details geändert werden sollten, und weil die Branche seit Corona ohnehin andere Sorgen hatte. Die Überlegung, die Werte um 5 dB zu verschärfen, wurde schnell fallen gelassen nach dem Hinweis, die Verschärfung der Freizeitlärmrichtlinie sei ja damals zumindest auch damit begründet worden, dass inzwischen eine erhebliche Belastung durch Freizeitlärm vorliegen würde. Damit sei der Zustand vor der DIN 15905-5:2007-11 quasi „eingepreist“ worden, und seit deren Erscheinen sei der Freizeitlärm, zumindest der Teil durch Veranstaltungen, ja reduziert worden.

Mit der Neufassung der DIN 15905-5 war auch der Kommentar neu zu schreiben. Es war mir eine große Freude und Ehre, dass diese Aufgabe auch diesmal wieder mir übertragen wurde.

Der Inhalt des Buches wurde diesmal weiter gefasst: War die vorhergehende Fassung nach Titel und Inhalt auf eine Gehörgefährdung **des Publikums** fokussiert, so sind nun auch die Beschäftigten und deren Gehörgefährdung Thema: In den zweiten Teil des Buches wurde ein Kommentar zur Lärm- und Vibrations-Arbeitsschutzverordnung aufgenommen. Vielleicht führt dies dazu, dass das von der Veranstaltungsbranche etwas vernachlässigte Thema künftig ernster genommen wird.

Zudem wurde als dritter Teil des Buches ein Kommentar zur Freizeitlärmrichtlinie 2015 ergänzt. Diese wird häufig bei der Genehmigung von Veranstaltungen, insbesondere von Open-Air-Konzerten, herangezogen. Dennoch gibt es bislang keine Kommentierung dazu, sodass Veranstalter, Veranstaltungstechniker, aber bisweilen auch die damit befassten Behörden Unsicherheiten im Umgang damit erkennen lassen. Dem soll mit diesem dritten Teil begegnet werden.

Ein besonderer Dank geht an dieser Stelle an die Herren Mühlberger und Ohm, die ihre Praxiserfahrungen in einem Interview dem Leser zur Verfügung gestellt haben, an die Firma NTi AUDIO für die Überlassung von Bildmaterial sowie an meine Lektorin Julia Steinborn für ihre umfangreichen Anregungen.

Öschingen, 31. Oktober 2022
Michael Ebner

TEIL I

DIN 15905-5 Veranstaltungstechnik – Tontechnik – Teil 5: Maßnahmen zum Vermeiden einer Gehörgefährdung des Publikums durch hohe Schallemissionen elektroakustischer Beschallungstechnik

1 Kommentar der DIN 15905-5

Vorgeschichte der neuen Fassung

Der hier vorliegende Text ist die dritte Fassung der DIN 15905-5 mit Ausgabe 2022-07. Die erste Fassung (DIN 15905-5:1989-10) war in der Praxis vergleichsweise schwer umzusetzen (Dosisbeschränkung, oktavgemittelte Korrekturwerte, zwei Messmikrofone) und wurde von der Branche nicht angenommen. Gleichwohl betrachtete die Justiz sie als anerkannte Regel der Technik und bemaß danach die Verkehrssicherungspflicht des Veranstalters in einem Schadensersatzprozess (zum Beispiel BGH VI ZR 142/00 vom 13. März 2001).

Dies führte in den Jahren 2003 bis 2006 zu einer Überarbeitung der Norm, die dann im Jahr 2007 veröffentlicht wurde (DIN 15905-5:2007-11). Die Norm wurde mit dieser Überarbeitung präziser gefasst, die oktavgemittelten Korrekturwerte wurden durch zwei breitbandige Korrekturwerte (k_1 für den A-bewerteten L_{Aeq} Dauerschalldruckpegel, k_2 für den C-bewerteten Spitzenpegel L_{Cpeak}) ersetzt, die Anzahl der benötigten Messmikrofone auf eines reduziert und durch den Wechsel von einer Dosis- auf eine Pegelbeschränkung die Norm auch für länger dauernde Veranstaltung handhabbar gemacht.

Die Überarbeitung der Norm und besonders das Einspruchsverfahren wurde nicht nur von der Branche und den Branchenverbänden aufmerksam verfolgt und begleitet, es stand auch unter besonderer politischen Beobachtung. Aufgeschreckt durch die Zunahme von Hörschäden bei Jugendlichen und jungen Erwachsenen war die Exekutive bestrebt, die Schallpegel bei Discotheken und Konzerten zu reduzieren. Dem Normenausschuss wurde signalisiert, entweder regele die Branche das selbst mit einer Norm und einem Richtwert unter 100 dB, oder es würde zu einer gesetzlichen Regelung und einem Grenzwert von 95 dB kommen.

Die so neu gefasste Norm wurde von der Branche langsam, aber stetig angenommen. Parallel dazu initiierten Verbände wie der Bundesverband Discjockey e. V. und der Bundesverband deutscher Discotheken und Tanzbetriebe im DEHOGA (BDT e. V.) das Projekt DJ-Führerschein, mit denen Discjockeys für die Problematik sensibilisiert wurden.

Dass nun 2019 begonnen wurde, die Norm zu überarbeiten, lag primär am bisherigen Anhang C dieser Norm. In diesem wurde versucht, eine andere als eine politische Begründung für einen Richtwert von 99 dB zu finden und dazu die zulässige Wochendosis aus dem Arbeitsschutz verwendet. Bei einer turnusmäßigen Überprüfung der Norm ist aufgefallen, dass die Bundesregierung kurz vor dem Erscheinen der Norm (aber nach Abschluss des Einspruchsverfahrens) die LärmVibrationsArbSchV erlassen und dabei die Auslösewerte im Vergleich zur BGV B3 um 5 dB verschärft hat. Hier wurde nun die Frage aufgeworfen, ob vor dem Hintergrund des Anhangs C die Richtwerte nach DIN 15905-5 ebenfalls um 5 dB zu verschärfen sind.

Das Normungsverfahren hat mit der Einspruchssitzung im Februar 2022 seinen Abschluss gefunden. Die wesentlichen Inhalte der Norm sind unverändert geblieben, insbesondere wurde der Richtwert nicht verschärft (und in *zulässigen Pegel* umbenannt). Allerdings wurde die Norm an vielen Details verbessert.

Juli 2022

	DIN 15905-5	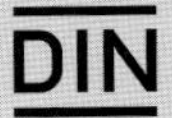

ICS 13.140; 97.200.10

Ersatz für
DIN 15905-5:2007-11 und
DIN 15905-5
Berichtigung 1:2013-02

Veranstaltungstechnik –
Tontechnik –
Teil 5: Maßnahmen zum Vermeiden einer Gehörgefährdung des Publikums durch hohe Schallemissionen elektroakustischer Beschallungstechnik

Entertainment Technology –
Sound Engineering –
Part 5: Measures to prevent the risk of hearing loss of the audience by high sound exposure of electroacoustic sound systems

Technologies du spectacle –
Sonorisation –
Partie 5: Mésures de prévention des risques auditifs chez les spectateurs soumis à des sons aigus émis par le matériel de sonorisation électroacoustique

Gesamtumfang 17 Seiten

DIN-Normenausschuss Veranstaltungstechnik, Bild und Film (NVBF)
DIN/VDI-Normenausschuss Akustik, Lärmminderung und Schwingungstechnik (NALS)
DKE Deutsche Kommission Elektrotechnik Elektronik Informationstechnik in DIN und VDE

DIN 15905-5:2022-07

Inhalt

Bilder

Tabellen

2

Vorwort

Dieses Dokument wurde vom Arbeitsausschuss NA 149-00-07 AA „Medien- und Tontechnik“ im DIN-Normenausschuss Veranstaltungstechnik, Bild und Film (NVBF) erarbeitet.

DIN 15905 *Veranstaltungstechnik — Tontechnik* besteht aus:

— *Teil 1: Anforderungen bei Eigen-, Co- und Fremdproduktionen*

— *Teil 5: Maßnahmen zum Vermeiden einer Gehörgefährdung des Publikums durch hohe Schallemissionen elektroakustischer Beschallungstechnik*

Es wird auf die Möglichkeit hingewiesen, dass einige Elemente dieses Dokuments Patentrechte berühren können. DIN ist nicht dafür verantwortlich, einige oder alle diesbezüglichen Patentrechte zu identifizieren.

Aktuelle Informationen zu diesem Dokument können über die Internetseiten von DIN (www.din.de) durch eine Suche nach der Dokumentennummer aufgerufen werden.

Die Teile 3 (Tonregieräume) und 4 (Elektrische Kenndaten für Tonregieanlagen in Tonregieräumen) wurden bereits vor Erscheinen der zweiten Fassung der DIN 15905-5 zurückgezogen. Teil 2 (Leitungen für tontechnische und videotechnische Nutzung) wurde inzwischen auch zurückgezogen.

Änderungen

Gegenüber DIN 15905-5:2007-11 und DIN 15905-5 Berichtigung 1:2013-02 wurden folgende Änderungen vorgenommen:

a) Anpassung des Inhalts an neue legislative Vorschriften;

b) Anhang C „Ermittlung der relativen Schalldosis“ wurde gestrichen;

c) redaktionelle Überarbeitung des Dokumentes.

Frühere Ausgaben

DIN 15905-5:1989-10, 2007-11

DIN 15905-5 Berichtigung 1:2013-02

Die für die Praxis relevanten Änderungen sind:

- Getrennte Punkte für den maßgeblichen Immissionsort bezüglich L_{Aeq} und L_{Cpeak}.
- Die Ausdehnung der Zeit für die Ermittlung der Korrekturwerte durch rosa Rauschen auf 15 Sekunden.
- Der Korrekturwert K_c (früher K_2) kann nun auch über die Differenz L_{Ceq} gebildet werden.
- Bei Veranstaltungsdauern über 2 Stunden muss der Pegel energieäquivalent reduziert oder das Publikum auf zusätzliche Eigenschutzmaßnahmen hingewiesen werden.

Einleitung

Der DIN-Normenausschuss Veranstaltungstechnik, Bild und Film (NVBF) ist zuständig für die Erarbeitung und regelmäßige Überprüfung von Normen und Standards in den Bereichen Veranstaltungstechnik, Fotografie und Kinematografie. Der Ausschuss erarbeitet Anforderungen und Prüfungen für:

Versammlungsstätten sowie Veranstaltungs- und Produktionsstätten für szenische Darstellung, deren Arbeitsmittel als auch diesbezügliche Dienstleistungen. Dies umfasst:

- Veranstaltungs- und Medientechnik für Bühnen, Theater, Mehrzweckhallen, Messen, Ausstellungen und Produktionsstätten bei Film, Hörfunk und Fernsehen sowie sonstige vergleichbaren Zwecken dienende bauliche Anlagen und Areale;
- Beleuchtungstechnik und deren Arbeitsmittel für Veranstaltungstechnik, Film, Fernsehen, Bühne und Fotografie sowie Sondernetze und elektrische Verteiler;
- Dienstleistungen für die Veranstaltungstechnik;
- sicherheitstechnische Anforderungen an Maschinen, Arbeitsmittel und Einrichtungen für Veranstaltungs- und Produktionsstätten zur szenischen Darstellung.

Hier wird lediglich kurz dargestellt, für was der betreffende Normenausschuss alles zuständig ist.

1 Anwendungsbereich

Dieses Dokument legt Verfahren zur Messung und Bewertung der Schallemmission bei elektroakustischer Beschallungstechnik mit dem Ziel der Reduzierung einer Gehörgefährdung des anwesenden Publikums fest.

In diesem ersten Absatz ist eine kleine sprachliche Verschärfung von *werden Verfahren dargestellt* in der vorhergehenden Fassung der Norm zu *legt Verfahren fest*. Übereinstimmend mit der vorherigen Fassung wird der Anwendungsbereich auf elektroakustische Beschallungstechnik und auf das Publikum als zu schützende Personengruppe beschränkt.

Dieses Dokument enthält Festlegungen zum Erkennen einer tatsächlichen oder einer sich während der Darbietung abzeichnenden Überschreitung der in diesem Dokument aufgeführten zulässigen Pegel für die Beurteilung, um bereits vor oder während einer Veranstaltung notwendige Maßnahmen ergreifen zu können.

Dieses Dokument gibt Hinweise, wie der Verkehrssicherungspflicht in Bezug auf eine Gehörgefährdung durch Schallemmissionen elektroakustischer Beschallungstechnik in Abhängigkeit der zu erwartenden Schallexposition nachgekommen werden kann.

Nach derzeitiger deutscher Rechtslage sind der Veranstalter sowie der Betreiber der betreffenden Versammlungsstätte für die jeweilige Veranstaltung verkehrssicherungspflichtig (siehe auch Kapitel 4, Abschnitt *Adressaten der Verkehrssicherungspflicht*). Dazu heißt es in einem Urteil des Bundesgerichtshofs (VI ZR 142/00):

> Wie jeder, der eine Gefahrenquelle für andere eröffnet, hat auch der Veranstalter einer Musikdarbietung grundsätzlich selbständig zu prüfen, ob und welche Sicherungsmaßnahmen zur Vermeidung von Schädigungen der Zuhörer notwendig sind; er hat die erforderlichen Maßnahmen eigenverantwortlich zu treffen, auch wenn gesetzliche oder andere Anordnungen, Unfallverhütungsvorschriften oder technische Regeln wie DIN-Normen seine Sorgfaltspflichten durch Bestimmungen über Sicherheitsmaßnahmen konkretisieren.

Die Verpflichtung, die Zuhörer vor Schädigungen (nicht nur des Gehörs) zu schützen, ergibt sich nicht aus einer DIN-Norm, sondern aus der Rechtslage.

Gäbe es DIN 15905-5 nicht, dann müssten die Adressaten der Verkehrssicherungspflicht die erforderlichen Maßnahmen gänzlich eigenverantwortlich treffen. Sie würden diese Maßnahmen jedoch nicht willkürlich treffen können, sondern müssten dabei den Stand der gesicherten wissenschaftlichen Erkenntnis berücksichtigen. Im Falle eines Schadensersatzprozesses hätte dann das betreffende Gericht gegebenenfalls feststellen können, dass die aktuellen wissenschaftlichen Erkenntnisse nicht oder nicht ausreichend berücksichtigt worden sind und somit der Verkehrssicherungspflicht nicht hinreichend nachgekommen wurde. Daraus würde dann eine entsprechende Schadensersatzpflicht erwachsen.

Die Adressaten der Verkehrssicherungspflicht haben jedoch anderes zu tun, als den Stand der wissenschaftlichen Erkenntnis zu verfolgen. Diese haben nun die Möglichkeit, sich an bestehenden Normen zu orientieren. Die Normen entfalten eine sogenannte Vermutungswirkung, anerkannte Regeln der Technik zu sein. DIN 15905-5 dient also vor allem der Rechtssicherheit der in diesem Punkt Verkehrssicherungspflichtigen.

Dazu führt der Bundesgerichtshof (wieder VI ZR 142/00) aus:

> Solche Bestimmungen enthalten im Allgemeinen keine abschließenden Verhaltensanforderungen gegenüber den Schutzgütern. Sie können aber regelmäßig zur Feststellung von Inhalt und Umfang bestehender Verkehrssicherungspflichten herangezogen werden. Das gilt insbesondere auch für die auf freiwillige Beachtung ausgerichteten Empfehlungen in DIN-Normen des Deutschen Instituts für Normung e.V. Diese spiegeln den Stand der für die betreffenden Kreise geltenden anerkannten Regeln der Technik wider und sind somit zur Bestimmung des nach der Verkehrsauffassung zur Sicherheit Gebotenen in besonderer Weise geeignet.

Es wird angenommen, dass ein typischer Konzertbesuch einmal wöchentlich stattfindet und dabei eine relevante Schallexposition durch Beschallungsanlagen mit einer Dauer von ca. 2 h hervorgerufen wird.

Dieser Satz ist bei der Neufassung hinzugekommen und hat genau genommen nichts mit dem Anwendungsbereich zu tun. Hier wird die für die Höhe des zulässigen Pegels maßgebliche Annahme offengelegt, dass Konzertbesuche eine relevante Schallexposition von etwa zwei Stunden Dauer verursachen. Konzertveranstaltungen, insbesondere Festivals, können deutlich länger dauern, aber es wird an dieser Stelle unterstellt, dass hier Programmteile mit geringerer

Schallexposition hinzukommen oder die Besucher sich dann auch an Stellen mit geringerer Schallexposition aufhalten.

Dieses Dokument ist anwendbar für Schallemmission durch elektroakustische Beschallungstechnik in allen dem Publikum zugänglichen Bereichen während einer Veranstaltung.

Hier erfolgt eine zeitliche und räumliche Eingrenzung auf alle dem Publikum zugänglichen Bereiche und auf die Dauer der Veranstaltung (also: solange die Veranstaltung stattfindet. Während einer Aufbau- oder Probenphase ist diese Norm nicht anzuwenden. Es ist aber dennoch ratsam, bei den Proben bereits den Beurteilungspegel zu messen, damit auf eine Überschreitung der zulässigen Pegel bereits frühzeitig reagiert werden kann.). Die Dauer der Veranstaltung umfasst die Zeit vom Einlass des Publikums bis zum Verlassen der Versammlungsstätte. Die beispielhafte Aufzählung von verschiedenen Veranstaltungstypen, die in der vorherigen Fassung der Norm folgte, ist nun in eine Anmerkung verschoben worden.

Dieses Dokument ist nicht anzuwenden für

- Lautsprecherdurchsagen im Gefahren- und Katastrophenfall,
- Geräusche, die durch das Publikum verursacht werden,
- den Schutz der dort beruflich tätigen Personen,
- die Anwendung von Pyrotechnik.

Für Lautsprecherdurchsagen im Gefahren- und Katastrophenfall ist die DIN 15905-5 nicht anzuwenden. Gefahren- und Katastrophenfälle sind so selten, dass die damit verbundenen Lautsprecherdurchsagen kein relevantes Risiko darstellen. Hier hat die Verständlichkeit der Durchsage Priorität.

Geräusche, die durch das Publikum verursacht werden, fallen regelmäßig nicht unter elektroakustische Beschallungstechnik. Sie würden sich von den Verkehrssicherungspflichtigen auch nicht oder nur mit unverhältnismäßigem Aufwand und/oder unverhältnismäßigen Eingriffen in die Freiheitsrechte der anwesenden Personen reduzieren lassen. Eine Messung des Schallpegels darf also so durchgeführt werden, dass der Einfluss des Publikums auf die Messung minimiert wird.

Durch das Publikum verursachte Geräusche im Sinne dieser Norm sind Applaus, Buhrufe, Gesang, Pfiffe und Ähnliches. Die elektroakustische Beschallungstechnik wird zwar für das Publikum durchgeführt, aber von diesem nicht verursacht im Sinne dieser Norm.

Der Schutz der Beschäftigten ist im Arbeitsschutzrecht, insbesondere in der Lärm-Vibrations-Arbeitsschutzverordnung, hinreichend genau geregelt. Dafür ist DIN 15905-5 nicht anzuwenden.

Pyrotechnik ist nun komplett ausgenommen. In der vorhergehenden Fassung der Norm gab es eine schwer verständliche und in der Abgrenzung kaum anwendbare Unterscheidung zwischen Pyrotechnik in und außerhalb des Anwendungsbereichs. Die Schallexposition von Pyrotechnik bei einer laufenden elektroakustischen Beschallung lässt sich mit dem hier vorgestellten Messverfahren ohnehin nicht auch nur näherungsweise exakt bestimmen und wurde folglich ausgeschlossen.

Gleichwohl endet damit nicht die Verkehrssicherungspflicht des Veranstalters und des baurechtlichen Betreibers. Diese haben sicherzustellen, dass insbesondere die Spitzenpegel der eingesetzten Pyrotechnik bekannt sind und sie mit einem auch aus Sicht des Gehörschutzes sachgerechten Abstand zum Publikum eingesetzt werden. Die Konfettikanone, die zwischen den Barriers und der Bühne steht, erfüllt diese Anforderung üblicherweise nicht.

ANMERKUNG Für das Publikum zugängliche Bereiche im Sinne dieser Norm finden sich z. B. in Diskotheken, Filmtheatern, Konzertsälen, Mehrzweck- und Messehallen, Räumen für Shows, Events, Kabaretts und Varietes, Studios für Hörfunk und Fernsehen, Theatern, aber auch im Freien in Verbindung mit Spiel- und Szenenflächen in Freilichtbühnen, Open-Air-Veranstaltungen, Festzelten oder bei (Fest-)Umzügen oder Stadtfesten.

Bei der ersten Ausgabe der Norm war es – verursacht durch den damaligen Titel („Tontechnik in Theatern und Mehrzweckhallen“) – zu einer gewissen Unsicherheit der Rechtsprechung über die Grenzen des Anwendungsbereichs gekommen. So wollte der Bundesgerichtshof mittels eines Gutachters geklärt haben, ob diese Norm (also die damals geltende Fassung) auch in einem Zelt anzuwenden sei.

Um solche Unsicherheiten zu vermeiden, sind nun in der vorherigen Fassung etliche Beispiele aufgezählt worden, was zum Anwendungsbereich dieser Norm gehört. Es wurden dabei allerdings ausgerechnet die Zelte vergessen. Hier ist in der nun vorliegenden Fassung der Norm nachgebessert worden. Außerdem wurden die *Festumzüge* durch die Formulierung *(Fest-)Umzüge* dahingehend präzisiert, dass hier alle Arten von sich ganz oder teilweise bewegenden Veranstaltungen gemeint sind.

Diese Liste ist nicht abschließend. Letztlich ist die DIN 15905-5 fast überall dort anzuwenden, wo elektroakustische Beschallungsanlagen und Menschenansammlungen zusammenkommen.

Für die in der Praxis immer wieder nachgefragten Grenzfälle gilt Folgendes:

- Räume, die dem Gottesdienst gewidmet sind: In Anlehnung an die Versammlungsstättenverordnung: Solange die Veranstaltung den Widmungszweck nicht verlässt (also Gottesdienste und ähnliche liturgisch geprägte Veranstaltungen), braucht die DIN 15905-5 nicht angewandt zu werden. Gottesdienste sind in den letzten Jahrhunderten nicht durch ein signifikantes Risiko der Gehörgefährdung aufgefallen. Anders sieht es aus, wenn Kirchen für andere Veranstaltungen wie beispielsweise Konzerte oder Musicals genutzt werden. Wird hier elektroakustische Beschallungstechnik eingesetzt, dann ist die DIN 15905-5 anzuwenden, auch wenn sich diese Veranstaltungen inhaltlich an religiösen Themen orientieren oder der Pfarrer vorweg ein Gebet spricht.
- Beschallung im Rahmen politischer Kundgebungen und Demonstrationen: Sie sind wie Open-Air-Veranstaltungen und Festumzüge zu bewerten, die DIN 15905-5 ist demnach anzuwenden.
- Beschallung an Schulen: Ebenfalls in Anlehnung an die Versammlungsstättenverordnung: Die Lautsprecherwiedergabe im Rahmen des regulären Unterrichts bedarf keiner Maßnahmen. Bei Konzerten, Aufführungen von Schultheatern, Jahrgangsfeiern und entsprechenden Veranstaltungen ist die DIN 15905-5 allerdings anzuwenden.
- Beschallung im Rahmen von Produktpräsentationen, auch auf Messen und in Einkaufszentren: Die DIN 15905-5 ist anzuwenden.

2 Normative Verweisungen

Die folgenden Dokumente werden im Text in solcher Weise in Bezug genommen, dass einige Teile davon oder ihr gesamter Inhalt Anforderungen des vorliegenden Dokuments darstellen. Bei datierten Verweisungen gilt nur die in Bezug genommene Ausgabe. Bei undatierten Verweisungen gilt die letzte Ausgabe des in Bezug genommenen Dokuments (einschließlich aller Änderungen).

DIN EN 352 (alle Teile), *Gehörschützer — Allgemeine Anforderungen*

DIN EN 61672-1:2014-07, *Elektroakustik — Schallpegelmesser — Teil 1: Anforderungen (IEC 61672-1:2013); Deutsche Fassung EN 61672-1:2013*

DIN EN IEC 60942, *Elektroakustik — Schallkalibratoren (IEC 60942)*

Auf DIN EN 352 wird in Abschnitt 6.4 verwiesen, auf DIN EN 61672-1:2014-07 in den Abschnitten 3.1, 3.2, 3.7 und 5.2, auf DIN EN IEC 60942 in Abschnitt 5.2

3 Begriffe

Für die Anwendung dieses Dokuments gelten die folgenden Begriffe.

DIN und DKE stellen terminologische Datenbanken für die Verwendung in der Normung unter den folgenden Adressen bereit:

— DIN-TERMinologieportal: verfügbar unter https://www.din.de/go/din-term/

— DKE-IEV: verfügbar unter http://www.dke.de/DKE-IEV

3.1
Schalldruckpegel

L_p

zehnfacher dekadischer Logarithmus des Verhältnisses des quadrierten Effektivwerts eines Schalldrucksignals zum Quadrat des Bezugswerts

Anmerkung 1 zum Begriff: Der Schalldruckpegel wird in Dezibel (dB) angegeben.

Anmerkung 2 zum Begriff: Der Bezugswert beträgt 20 µPa.

[QUELLE: DIN EN 61672-1:2014-07, 3.2]

Der Bezugswert 20 µPa ist die Hörschwelle und der übliche Bezugspegel für den Schalldruckpegel.

3.2
A-bewerteter energieäquivalenter Dauerschallpegel Mittelungspegel

L_{Aeq}

zehnfacher dekadischer Logarithmus des Verhältnisses des zeitlichen Mittelwertes eines quadrierten frequenzbewerten Schalldrucksignals innerhalb eines festgelegten Zeitintervalls T zum Quadrat des Bezugsschalldruckes (p_0 = 20 µPa)

Anmerkung 1 zum Begriff: Die Bestimmung des L_{Aeq} erfolgt nach DIN45641.

Anmerkung 2 zum Begriff: Siehe DINEN61672-1:2014-07, 3.10.

Beim *frequenzbewerten Schalldrucksignal* ist hier selbstverständlich die Frequenzbewertung A gemeint.

Bei der Angabe von Werten für einen L_{Aeq} ist die Einheit dB(A) gebräuchlich, jedoch falsch. Die Angabe der Frequenzbewertungskurve gehört zur messenden Größe, nicht zur Einheit.

3.3
A-bewerteter energieäquivalenter Dauerschallpegel am maßgeblichen Immissionsort MI_A

$L_{Aeq,M}$

A-bewerteter Mittelungswert des Schalldruckpegels am maßgeblichen Immissionsort MI_A

Siehe auch Kommentierung des Abschnittes 3.11.

3.4
A-bewerteter energieäquivalenter Dauerschallpegel am Ersatzimmissionsort EI

$L_{Aeq,E}$

A-bewerteter Mittelungswert des Schalldruckpegels am Ersatzimmissionsort EI

Siehe auch Kommentierung des Abschnittes 3.10.

3.5
Beurteilungspegel

L_r

Größe zur Kennzeichnung der typischen Schallimmissionen im Publikumsbereich für Veranstaltungen mit elektroakustischer Beschallungstechnik, bestimmt aus dem A-bewerteten, energieäquivalenten Dauerschallpegel am maßgeblichen Immissionsort MI_A innerhalb der Beurteilungszeit T_r, entsprechend folgender Gleichung

$$L_r = L_{Aeq,M}$$

Anmerkung 1 zum Begriff: Bei Messungen am Ersatzimmissionsort wird zusätzlich der Korrekturwert K_A berücksichtigt.

$$L_r = L_{Aeq,E} + K_A$$

Der *Beurteilungspegel* ist der Pegel, der mit dem *zulässigen Pegel* verglichen wird. In der Praxis wird der Beurteilungspegel immer nach der Formel in Anmerkung 1 ermittelt, also der am Ersatzimmissionsort gemessene $L_{\mathrm{Aeq,\,E}}$, zu dem der Korrekturwert K_{A} addiert wird.

Mehr als eine Anmerkung 1 gibt es nicht mehr, eine weitere Anmerkung wurde im Laufe des Normungsverfahrens gestrichen.

3.6
Beurteilungszeit

T_{r}

Zeitdauer auf die die Bestimmung des Beurteilungspegels bezogen wird

Die Beurteilungszeit wird in Abschnitt 5.1 auf 30 Minuten, beginnend zur vollen und halben Stunde, festgelegt.

3.7
C-bewerteter Spitzenschalldruckpegel

L_{Cpeak}

zehnfacher dekadischer Logarithmus des Verhältnisses des quadrierten, C-bewerteten, höchsten Momentanwertes des Schalldrucksignals (Spitzenschalldruck) zum Quadrat des Bezugsschalldruckes (p_0 = 20 µPa) innerhalb der Beurteilungszeit

Anmerkung 1 zum Begriff: Der Schalldruckpegel wird in Dezibel (dB) angegeben.

Anmerkung 2 zum Begriff: Siehe DIN EN 61672-1:2014-07, 3.9.

Bei der Angabe von Werten für einen L_{Cpeak} ist die Einheit dB(C) gebräuchlich, jedoch falsch. Die Angabe der Frequenzbewertungskurve gehört zur messenden Größe, nicht zur Einheit.

3.8

C-bewerteter Spitzenschalldruckpegel am maßgeblichen Immissionsort MI_C

$L_{\mathrm{Cpeak,\,M}}$

C-bewerteter, höchster Momentanwert des Schalldruckpegels innerhalb der Beurteilungszeit am maßgeblichen Immissionsort MI_C

Anmerkung 1 zum Begriff: Bei Messungen am Ersatzimmissionsort ist $L_{\mathrm{Cpeak,\,M}}$ unter Berücksichtigung des Korrekturwertes K_C aus $L_{\mathrm{Cpeak,\,E}}$ zu bestimmen:

$$L_{\mathrm{Cpeak,\,M}} = L_{\mathrm{Cpeak,\,E}} + K_{\mathrm{C}}$$

In der Praxis wird der Beurteilungspegel immer nach der Formel in Anmerkung 1 ermittelt, also der am Ersatzimmissionsort gemessene $L_{\mathrm{Cpeak,\,E}}$, zu dem der Korrekturwert K_C addiert wird.

Mehr als eine Anmerkung 1 gibt es nicht mehr, eine weitere Anmerkung wurde im Laufe des Normungsverfahrens gestrichen.

3.9

C-bewerteter Spitzenschalldruckpegel am Ersatzimmissionsort EI

$L_{\mathrm{Cpeak,\,E}}$

C-bewerteter, höchster Momentanwert des Schalldruckpegels innerhalb der Beurteilungszeit am Ersatzimmissionsort EI

3.10

Ersatzimmissionsort EI

für die Beurteilung der Lärmimmission geeigneter Ort, der eine Messung des Nutzschalldruckpegels ohne verfälschende Störsignale, z. B. durch Publikum, sicherstellt

Eine Messung des Nutzschalldruckpegels gänzlich ohne verfälschende Störsignale ist bei der Messung mit einem Messmikrofon nicht möglich. Der Ersatzimmissionsort kann jedoch so gewählt werden, dass Fremdgeräusche möglichst wenig in die Messung mit eingehen.

3.11

maßgeblicher Immissionsort MI_A

Ort für die Beurteilung der Lärmimmission, der dem Publikum zugänglich ist, an dem der höchste Wert des gemittelten Schalldruckpegels L_{Aeq} erwartet wird

Wie in der vorhergehenden Fassung der Norm muss der Ort des höchsten Schallpegels nicht nachgewiesen werden, sondern darf mit der Erwartungshaltung eines verständigen Tontechnikers festgelegt werden. In der vorhergehenden Fassung der Norm gab es jedoch lediglich einen maßgeblichen Immissionsort, und für diesen war in der Norm auch nicht festgelegt, ob der höchste Wert für den L_{Aeq} oder der höchste L_{Cpeak} maßgeblich sei.

Bei gängigen Lautsprecheraufbauten (geflogenes Line-Array-System, Subs auf dem Boden) haben wir häufig die Situation, dass ein nach L_{Aeq} ermittelter maßgeblicher Immissionsort an einer anderen Stelle (bestimmt durch das Line-Array-System) befindet als ein nach L_{Cpeak} ermittelter maßgeblicher Immissionsort (bestimmt durch die Sub-Bässe). Hier wurde bei der Neufassung der Norm nun jeweils ein eigener maßgeblicher Immissionsort vorgesehen.

3.12

maßgeblicher Immissionsort MI_C

Ort für die Beurteilung der Lärmimmission, der dem Publikum zugänglich ist, an dem der höchste Wert des Spitzen-Schalldruckpegels L_{Cpeak} erwartet wird

Siehe Kommentierung des Abschnittes 3.11.

3.13

Korrekturwert für den A-bewerteten energieäquivalenten Dauerschallpegel am Ersatzimmissionsort

K_A

Differenz zwischen dem A-bewerteten energieäquivalenten Dauerschallpegel am maßgeblichen Immissionsort (MI_A) $L_{Aeq,\,M}$ und dem A-bewerteten energieäquivalenten Dauerschallpegel am Ersatzimmissionsort (EI) $L_{Aeq,\,E}$

$$K_A = L_{Aeq,\,M} - L_{Aeq,\,E}$$

Dieser Korrekturwert wurde von K_1 nach K_A umbenannt, sodass nun unmissverständlich ist, für welche Größe er zu verwenden ist.

3.14
Korrekturwert für den C-bewerteten Spitzenschalldruckpegel am Ersatzimmissionsort

K_C

Differenz zwischen dem C-bewerteten Spitzenwert des Schalldruckpegels am maßgeblichen Immissionsort (MI_C) $L_{Cpeak,\,M}$ und dem C-bewerteten Spitzenwert am Ersatzimmissionsort (EI) $L_{Cpeak,\,E}$:

$$K_C = L_{Cpeak,\,M} - L_{Cpeak,\,E}$$

oder: Differenz zwischen dem C-bewerteten äquivalenten Schalldruckpegel am maßgeblichen Immissionsort (MI_C) $L_{Ceq,\,M}$ und dem C-bewerteten äquivalenten Schalldruckpegel am Ersatzimmissionsort (EI) $L_{Ceq,\,E}$:

$$K_C = L_{Ceq,\,M} - L_{Ceq,\,E}$$

Dieser Korrekturwert wurde von K_2 nach K_C umbenannt, sodass nun unmissverständlich ist, für welche Größe er zu verwenden ist.

Bei der Ermittlung von K_C ist nun eine weitere Form der Ermittlung normgerecht. Bislang wurde K_2 ausschließlich über die Differenz von L_{Cpeak} ermittelt. Die Differenz von zwei unterschiedlichen Impulsen im rosa Rauschen, mit jeweils einer ganz individuellen spektralen Energieverteilung, wurde dazu verwendet, einen Impuls bei der elektroakustischen Wiedergabe während der Veranstaltung zu korrigieren, der wiederum eine komplett andere spektrale Energieverteilung hat. Dies hat in der Praxis dazu geführt, dass die Messung des L_{Cpeak} deutlich unzuverlässiger war als die Messung des L_r, bei dem sich durch die energieäquivalente Mittelung über zumindest ein paar Sekunden solche Zufälligkeiten der spektralen Energieverteilung bereits recht gut rausmitteln.

Die Zufälligkeit der spektralen Zusammensetzung des Impulses während der Veranstaltung kann naturgemäß nicht verhindert werden. Es ist jetzt aber normgerecht, den Korrekturwert K_C statt mit einer Differenz von L_{Cpeak}-Werten mit einer Differenz von L_{Ceq}-Werten zu ermitteln, um da Zufälligkeiten wenigstens an dieser Stelle zu eliminieren. Aus Rücksicht auf Besitzer von alten Messanlagen wurde diese Art der Ermittlung von K_C nicht zu alleinig normgerechten Methode.

3.15
elektroakustische Beschallungsanlage

Gesamtheit der elektroakustischen Wandler zur Beschallung des Publikums

Die Lautsprecher der Monitorlautsprecher und Instrumentenverstärker gehören nicht zur elektroakustischen Beschallungsanlage im Sinne dieser Norm, sondern lediglich PA, Subs, Front-, Near- und In-Fills sowie Delay-Systeme.

Durch die Herausnahme der Monitorlautsprecher und Instrumentenverstärker aus dem Begriff der elektroakustischen Beschallungsanlage und damit auch aus dem Anwendungsbereich dieser Norm endet nicht eine diesbezügliche Verkehrssicherungspflicht des Veranstalters sowie des baurechtlichen Betreibers. Die Herausnahme folgt lediglich der Einsicht, dass mit dem vorgestellten Messverfahren eine auf Konzert-Veranstaltungen üblicherweise vorliegende Mischbelastung aus PA, Monitorlautsprechern und Instrumentenverstärkern sowie Naturschallquellen wie Schlagzeug und (hauptsächlich) Blechbläser sich nicht sachgerecht messen lässt. Die Adressaten der Verkehrssicherungspflicht haben hier gegebenenfalls zusätzliche Maßnahmen zu ergreifen.

3.16
Nutzschall

Anteil am Gesamtschall, der durch die elektroakustische Beschallungsanlage erzeugt wird

3.17
Publikum

Besucher

Zuhörer

Zuschauer

Gesamtheit von Personen, die als Besucher, Zuhörer oder Zuschauer auch bei zeitlich begrenzter Mitwirkung an einer Veranstaltung oder Darbietung teilnehmen

Insbesondere die zeitlich begrenzte Mitwirkung von Zuschauern ist bei der Festlegung des maßgeblichen Immissionsortes mit zu berücksichtigen. Zuschauer, die sich zeitweise z. B. auf der Bühne aufhalten, führen dazu, dass sich der maßgebliche Immissionsort auch auf der Bühne befinden kann. Beim MI_A wird man gegebenenfalls noch mit der geringen Aufenthaltsdauer argumentieren können, bei den Mittelungszeiten bei der Messung von L_{Cpeak} (theoretisch 0, praktisch ein paar µs) und der potenziellen Schädlichkeit eines einzigen Impulses scheidet diese Argumentation jedoch aus.

3.18

Störschall

Anteil am Gesamtschall, der nicht durch die elektroakustische Beschallungsanlage erzeugt wird und nicht beurteilt werden soll, z. B. Geräusche des Publikums oder Geräusche von Pyrotechnik

Monitorlautsprecher und Instrumentenverstärker, ebenso wie Naturinstrumente, fallen weder unter die Definition von Nutz- noch unter die von Störschall. Einen eigenen Begriff definiert die DIN 15905-5 nicht (da er in der Norm nicht benötigt wird) – man wird üblicherweise von Bühnenschall sprechen.

4 Zulässige Pegel

4.1 Zulässiger Beurteilungspegel

Der zulässige Beurteilungspegel am maßgeblichen Immissionsort MI_A beträgt L_r = 99 dB. Seine Bestimmung richtet sich nach den Vorgaben in 5.1.

4.2 Zulässiger Spitzenschalldruckpegel

Der zulässige Spitzenschalldruckpegel beträgt zul. $L_{Cpeak,\,M}$ = 135 dB. Dieser Wert darf während der gesamten Veranstaltung nicht überschritten werden.

In der Ausgabe von 1989 erfolgte von der DIN 15905-5 eine Beschränkung der Schalldosis, der Beurteilungspegel setzte sich aus einem L_{Aeq} und einem Zeitzuschlag zusammen. Bei einer Veranstaltungsdauer von 2 Stunden durfte der L_{Aeq} 99 dB betragen, bei 4 Stunden 96 dB, bei 8 Stunden nur noch 93 dB. Diese Beschränkung war für lang andauernde Veranstaltungen sehr unpraktikabel. Sie war auch nicht sachgemäß, da es hinreichend unwahrscheinlich ist, dass sich Personen aus dem Publikum über mehrere Stunden hinweg durchgängig an den lautesten Punkten im Publikumsbereich aufhalten.

Mit der Ausgabe von November 2007 wird das Verfahren auf eine Pegelbeschränkung umgestellt. Messperioden von jeweils 30 Minuten werden unabhängig voneinander betrachtet, die Gesamtdauer der Veranstaltung ist unerheblich. Bei langen Veranstaltungen führt das zu einer höheren Gesamtbelastung im Vergleich zur Ausgabe von 1989. Diese schien jedoch verantwortbar, da zusätzliche Maßnahmen vorgesehen wurden, insbesondere musste ab einem Beurteilungspegel L_{Ar} von 95 dB dem Publikum Gehörschutz zur Verfügung gestellt werden. Zudem wurde in der Ausgabe von 2007 ein Richtwert von 135 dB für den C-bewerteten Spitzenschalldruckpegel L_{Cpeak} ergänzt.

Bei diesen Richtwerten ist man auch in der hier vorliegenden Ausgabe der Norm geblieben. Es gibt jedoch einige Unterschiede:

- In der Fassung von 2007 wurden an dieser Stelle neben den Richtwerten einige Details ihrer Ermittlung aufgeführt. Dies wurde nun durch einen Verweis auf Abschnitt 5.1 ersetzt.
- Es gab alternativ die Möglichkeit, die Beurteilungszeit von 30 Minuten auf bis zu 120 Minuten auszudehnen. Diese Alternative war damals im Rahmen des Einspruchsverfahrens hinzugekommen und sollte eine Konzession an kurze Veranstaltungen sein. Im Zuge des Fortschritts bei den Beschallungsanlagen und damit einhergehend die Möglichkeit, die Publikumsfläche deutlich gleichmäßiger zu beschallen, wurde diese Konzession überflüssig.
- In der Fassung von 2007 gab es in einer Anmerkung den Hinweis auf die politische Vorgabe. Dieser wurde nun gestrichen.
- Ein Teil der Argumentation, von einer Dosis- zu einer Pegelbeschränkung zu gehen, war bei der Erarbeitung der Fassung von 2007 der Umstand, dass sich das Publikum bei langen Veranstaltungen nicht durchgängig am lautesten Punkt aufhält. Durch den Fortschritt bei den Beschallungsanlagen und damit einhergehend die Möglichkeit, die Publikumsfläche deutlich gleichmäßig zu beschallen, ist diese Argumentation nur noch beschränkt sachgerecht. Diese Problematik wurde dann in Abschnitt 6.4 aufgegriffen.
- Ebenfalls wurde der von den Anwendern nicht immer korrekt verstandene Begriff *Richtwert* entfernt. Die Norm spricht jetzt von *zulässigen Pegeln*.

5 Messung und Auswertung

5.1 Allgemeines

Die Messung muss vor Beginn der Veranstaltung gestartet werden. Die Beurteilungspegel sind für die Beurteilungszeit T_r von jeweils 30 Minuten, beginnend zur vollen und halben Stunde, fortlaufend zu bestimmen.

Verschiedenartige Vorgehensweisen zur Ermittlung und Dokumentation der Schallimmissionen für verschiedene Arten von Veranstaltungen sind in Anhang A gegeben. Im informativen Anhang B sind Beispiele für Messeinrichtungen dargestellt.

Beginn der Veranstaltung im Sinne dieser Regelung ist der Beginn der Gefährdung des Publikums durch die elektroakustische Beschallungsanlage. Sofern beim Einlass des Publikums die Beschallungsanlage noch nicht in Betrieb ist, ist Beginn der Veranstaltung die Inbetriebnahme der Beschallungsanlage. Sofern beim Einlass des Publikums die Beschallungsanlage bereits betrieben wird, ist Beginn der Veranstaltung der Einlass des Publikums.

Die Festlegung auf einen Messbeginn zur vollen und halben Stunde erleichtert die Vergleichbarkeit verschiedener Messungen.

5.2 Messgeräte

Die Messgrößen müssen mit einem integrierenden Schallpegelmesser, der nachweislich mindestens die Anforderungen der Genauigkeitsklasse 2 nach DIN EN 61672-1 erfüllt, bestimmt werden.

Ein integrierender Schallpegelmesser ist ein Gerät, das einen L_{eq} ermitteln kann.

Der Verwender (Betreiber, Messtechniker, Errichter) steht in der Verantwortung, dass das Mess-System einwandfrei funktioniert. Der Verwender der Messanlage legt unter Berücksichtigung der konkreten Situation ein geeignetes Intervall für einen Funktionstest fest und stellt dessen Einhaltung sicher.

Folgende Empfehlungen und Hinweise müssen beachtet werden:

— Das Kalibrierintervall ist durch den Hersteller vorzugeben.

— Die Überwachung der ordnungsgemäßen Funktion liegt in der Verantwortung des Verwenders. Der Verwender definiert ein angemessenes Intervall für den Funktionstest mittels Kalibrator (Kalibrator nach DIN EN IEC 60942). Der Nachweis der Funktionsprüfung sollte mindestens halbjährlich erfolgen.

— Bei mobilen Messsystemen ist ein Funktionstest vor und nach jeder Veranstaltung durchzuführen.

— Der Ablauf des Funktionstests ist nach der Bedienungsanleitung des genutzten Mess-Systems durchzuführen. Der Funktionstest muss alle Bestandteile (Mikrofon, Kabel, usw.) berücksichtigen.

Die Formulierung in der Fassung von 2007 (*Es ist eine kalibrierte Messgerätekette zu verwenden*) hat zu einer gewissen Verunsicherung geführt, was denn nun normgerecht sei. In der hier vorliegenden Fassung wird nun die Verantwortung für die einwandfreie Funktion dem Verwender zugewiesen, dem dann noch *Empfehlungen und Hinweise* an die Hand gegeben werden.

Hier ist zunächst zwischen mobilen Messsystemen und stationären Messsystemen zu unterscheiden. Ein mobiles Messsystem ist dadurch gekennzeichnet, dass es zwischen zwei Veranstaltungen ganz oder teilweise an einen anderen Ort gebracht oder dass es zwischen zwei Veranstaltungen irgendwie verändert wird. Hier ist die komplette Messgerätekette inklusive Mikrofon und Leitung mit einem Kalibrator nach DIN EN IEC 60942 („Luftschallkalibrator“) vor und nach jeder Veranstaltung zu überprüfen.

Bei stationären Messsystemen, zum Beispiel bei einer Festinstallation in einer Diskothek, kann das Kalibrierungsintervall ausgedehnt werden. Hier ist ein Kalibrierungsintervall durch den Hersteller vorzugeben. Diese Kalibrierung sollte wenigstens halbjährlich erfolgen. Auch hier ist die komplette Messgerätekette inklusive Mikrofon und Leitung mit einem Kalibrator nach DIN EN IEC 60942 („Luftschallkalibrator“) zu kalibrieren.

Die Begriffe *Kalibrierung* und *Funktionstest* werden synonym verwendet. Die Funktion der gesamten Messgerätekette wird durch die Kalibrierung geprüft und sichergestellt.

Messunsicherheit:

Die verschiedenen Ursachen der Messunsicherheit wirken sich in zufälligen Abweichungen der Ergebnisse für den Beurteilungspegel aus. Die Streuung bei wiederholten Bestimmungen des Beurteilungspegels ist daher ein Maß für die Messunsicherheit und wird als Standardabweichung zahlenmäßig ausgedrückt.

Eine explizite Messunsicherheit des Messverfahrens kann aufgrund fehlender Datengrundlage derzeit nicht ausgewiesen werden.

Für die von den Messgeräten herrührenden Beiträge zur Messunsicherheit können erfahrungsgemäß im Normalfall folgende Werte angesetzt werden:

- ±1 dB für Geräte der Klasse 1 und
- ±1,5 dB für Geräte der Klasse 2.

Hierbei wird die erweitere Messunsicherheit angesetzt, die sich aus der Standardmessunsicherheit durch Multiplikation mit dem Erweiterungsfaktor k = 2 ergibt. Sie wird entsprechend ISO/IEC Guide 98-3 „Guide to the Expression of Uncertainty in Measurement (GUM)" ermittelt. Der Wert der Messgröße liegt dann im Regelfall mit einer Wahrscheinlichkeit von annähernd 95 % im zugeordneten Überdeckungsintervall.

Bei der Verortung des Messsystems sind die durch den Hersteller vorgegebenen physikalischen Randbedingungen für den ordnungsgemäßen Einsatz des Messsystems zu beachten.

Dieser Abschnitt gibt für die Praxis kaum mehr her als den Hinweis, dass es eine Messunsicherheit gibt und dass der aus dem Messverfahren herrührende Beitrag zur Messunsicherheit nicht benannt werden kann.

Der Beitrag zur Messunsicherheit dürfte primär eine Folge aus dem Umstand sein, dass eine stark frequenzabhängige Pegeldifferenz zwischen dem jeweiligen maßgeblichen Immissionsort und dem Messort durch einen breitbandigen Korrekturwert ausgeglichen wird.

Messunsicherheiten werden beim Vergleich der ermittelten Pegel mit den zulässigen Pegeln nicht berücksichtigt.

Bei der Positionierung des Messsystems sind die Herstellerangaben zu beachten. Dies sind einerseits eher meteorologische Größen wie die zulässigen Bereiche für Temperatur und Luftfeuchtigkeit, andererseits darf das Messmikrofon auf nicht beliebig nahe an der Schallquelle angebracht werden, weil sonst der maximale Pegel überschritten wird.

5.3 Immissionsorte und Ersatzimmissionsort

Die maßgeblichen Immissionsorte, für die Beurteilungspegel gebildet werden, sind die für das Publikum zugänglichen Orte, an denen die höchsten Schalldruckpegel erwartet werden.

Wenn die Messungen der Schalldruckpegel an den maßgeblichen Immissionsorten während einer Veranstaltung durch das Publikum verfälscht werden können, ist die Messung an einem Ersatzimmissionsort erforderlich. Dieser sollte so weit vom Publikum und eventuell anderen Störgeräuschquellen entfernt sein, so dass das Messergebnis nicht relevant beeinflusst werden kann.

Die maßgeblichen Immissionsorte MI_A und MI_C können an unterschiedlichen Positionen liegen. Der Ort für den MI_A wird maßgeblich von den Lautsprechern für die Mitten und Höhen bestimmt, der Ort für den MI_C wird maßgeblich von den Lautsprechern für die (Sub-)Bässe bestimmt.

In der Fassung von 2007 gab es nur einen maßgeblichen Immissionsort, definiert als der Ort, an dem der höchste Schalldruckpegel erwartet wird. Dieser erwartbare Ort differiert jedoch abhängig davon, ob als höchster Schalldruckpegel ein L_{Aeq} oder ein L_{Cpeak} gemeint ist. Bei einer klassischen Beschallungssituation mit einem geflogenen Line-Array-System und darunter gestapelten Sub-Bässen ist der maßgebliche Immissionsort für den L_{Aeq} auf Achse des Line-Array-Systems ein paar Meter hinter den Absperrgittern (wobei bei einem gut optimierten Line-Array-System der Schallpegel über einen weiteren Bereich ziemlich gleich bleibt), während der maßgebliche Immissionsort für den L_{Cpeak} sich direkt an den Absperrgittern befindet.

Von daher wurden in der Neufassung der Norm getrennte maßgebliche Immissionsorte vorgesehen. Diese werden korrespondierend zur Frequenzbewertung des jeweiligen Messwertes MI_A und MI_C genannt.

5.4 Korrekturwerte

5.4.1 Grundlagen

Da zwischen dem Ersatzimmissionsort und den maßgeblichen Immissionsorten Pegeldifferenzen auftreten können, sind Korrekturwerte zu ermitteln. Bei Durchführung der Messung an einem Ersatzimmissionsort sind diese Korrekturwerte für den A-bewerteten energieäquivalenten Dauerschallpegel L_{Aeq} und den C-bewerteten Spitzenschalldruckpegel L_{CPeak} während der Messung zu berücksichtigen und die Messwerte am Ersatzimmissionsort entsprechend zu korrigieren.

Das am Ersatzimmissionsort gemessene Signal weicht im Regelfall in Pegel und Frequenzspektrum von dem Signal ab, das am maßgeblichen Immissionsort gemessen wird. Um diesen Unterschied auszugleichen, werden die Korrekturwerte verwendet.

In der Fassung von Oktober 1989 forderte die DIN 15905-5 oktavgemittelte Korrekturwerte, um auch die Unterschiede im Frequenzspektrum auszugleichen. Nach der Fassung von 2007 und der aktuellen Fassung von 2022 ist dies nicht mehr erforderlich: Je ein breitbandiger Korrekturwert für die A- und die C-Bewertungskurve reichen aus. Sofern die Messanlage dies ermöglicht, sind jedoch weiterhin oktav- oder terzgemittelte Korrekturwerte zulässig – es sind dabei etwas genauere Messergebnisse zu erwarten.

Sofern die Einhaltung des entsprechenden zulässigen Pegels durch die Verwendung einer leistungsbegrenzten oder limitierten Beschallungsanlage gewährleistet wird, muss die korrespondierende Messung nicht durchgeführt werden. Somit muss dann auch der dafür erforderliche Korrekturwert nicht ermittelt und protokolliert werden.

5.4.2 Bestimmung der Korrekturwerte

Die Ermittlung der Korrekturwerte K_{A} und K_{C} erfolgt durch Vergleichsmessungen der Mittelungspegel L_{Aeq} bzw. des C-bewerteten Spitzenschalldruckpegels L_{CPeak} an den maßgeblichen Immissionsorten und dem Messpunkt (Ersatzimmissionsort) im Vorfeld einer Veranstaltung. Die hierzu verwendete Beschallungsanlage muss identisch mit der während der Veranstaltung eingesetzten Beschallungsanlage sein.

Während die Fassung von 2007 noch formulierte, dass die Korrekturwerte „vorzugsweise“ durch Vergleichsmessung zu ermitteln sind und damit die Möglichkeit für eine Berechnung oder Simulation der Korrekturwerte offengehalten hat, ist nun nur noch die Vergleichsmessung normgerecht. Diese Einschränkung folgt der Erkenntnis, dass auch nach dem derzeitigen Stand der Technik Berechnungen und Simulationen nicht hinreichend genau sind.

Ebenso können Korrekturwerte nicht hinreichend genug an einer nur ähnlichen Beschallungsanlage ermittelt werden. Das *identisch* bezüglich der eingesetzten Beschallungsanlage bezieht sich nicht nur auf die eingesetzten Lautsprecher und deren Anordnung, sondern auch auf die Controller-Einstellungen. Mag eine Feinanpassung von z.B. Delay-Zeiten zum Ausgleich von Temperaturschwankungen während der Veranstaltung unkritisch sein, so muss doch vermieden werden, dass nach Ermittlung der Korrekturwerte noch in größerem Maße die Pegeleinstellungen der einzelnen Systeme geändert werden. Gegebenenfalls müssen die Korrekturwerte neu ermittelt werden.

Bei der Ermittlung der Korrekturwerte werden üblicherweise nacheinander drei Messungen durchgeführt:

1) Messung am maßgeblichen Immissionsort MI_A

2) Messung am maßgeblichen Immissionsort MI_C

3) Messung am Ersatzimmissionsort EI

Die Reihenfolge der Punkte 1. und 2. kann vertauscht werden. Zuletzt wird aber immer die Messung am Ersatzimmissionsort EI gemacht, weil anschließend das Messmikrofon dort verbleibt und nicht mehr bewegt werden sollte, auch nicht geringfügig.

Lediglich dann, wenn sich durch die Wahl des Ersatzimmissionsortes EI ungeeignete Korrekturwerte ergeben, wird das Messmikrofon neu positioniert und die 3. Messung wiederholt.

Ungeeignet sind Korrekturwerte dann, wenn

- sie nicht negativ genug sind und somit Fremdgeräusche (insbesondere Publikumsgeräusche) unangemessen stark in die Messung eingehen, oder
- zu negativ sind, als dass die Pegelfestigkeit (Grenzschalldruckpegel) des Messsystems darauf ausreicht, siehe weiter unten in diesem Abschnitt.

Die Korrekturwerte können aus der Schallfeldanregung mit rosa Rauschen (40 Hz bis 20 000 Hz) bestimmt werden. Zur Bestimmung der Korrekturwerte muss die Messdauer mindestens 15 s betragen.

Für die Ermittlung der Korrekturwerte ist ein geeignetes Signal zu verwenden, üblicherweise wird so genanntes rosa Rauschen verwendet, das auch breitbandiger sein darf als hier angegeben.

Die Messdauer ist auf 15 Sekunden ausgedehnt worden (gegenüber 5 Sekunden und auch nur für den K_1 vorgegeben in der Fassung von 2007). Diese Ausdehnung folgt der Erkenntnis, dass die Korrekturwerte dadurch verlässlicher werden und kleinere Störgeräusche geringere Auswirkungen haben.

Bisweilen müssen Korrekturwerte auch bei bereits anwesendem Publikum ermittelt werden (beispielsweise bei Open-Air-Veranstaltungen auf einem Marktplatz). Hier dürfte rosa Rauschen mit hohem Pegel in der Regel für die Besucher unzumutbar sein. In solchen Fällen kann die Schallfeldanregung auch mit gewöhnlicher Musik erfolgen, allerdings sollte dann über deutlich längere Zeiträume (eine Minute oder mehr) gemittelt werden. Werden die Pegel am maßgeblichen Immissionsort und am Ersatzimmissionsort nacheinander ermittelt, dann ist strikt darauf zu achten, dass dafür dieselbe Passage der Musik verwendet wird.

Der Korrekturwert K_C kann alternativ aus der Differenz der C-bewerteten energieäquivalenten Dauerschallpegel am Immissionsort und Ersatzimmissionsort ermittelt werden. Dieser Korrekturwert entspricht der Differenz der C-bewerteten Spitzenschalldruckpegel, ist aber reproduzierbarer zu ermitteln.

Bei der Ermittlung von K_C ist nun eine weitere Form der Ermittlung normgerecht. Bislang wurde K_2 ausschließlich über die Differenz von L_{Cpeak} ermittelt. Die Differenz von zwei unterschiedlichen Impulsen im rosa Rauschen, mit jeweils einer ganz individuellen spektralen Energieverteilung, wurde dazu verwendet, einen Impuls bei der elektroakustischen Wiedergabe während der Veranstaltung zu korrigieren, der wiederum eine komplett andere spektrale Energieverteilung hat. Dies hat in der Praxis dazu geführt, dass die Messung des L_{Cpeak} deutlich unzuverlässiger war als die Messung des L_r, bei dem sich durch die energieäquivalente Mittelung über zumindest ein paar Sekunden solche Zufälligkeiten der spektralen Energieverteilung bereits recht gut rausmitteln.

Die Zufälligkeit der spektralen Zusammensetzung des Impulses während der Veranstaltung kann naturgemäß nicht verhindert werden. Es ist jetzt aber normgerecht, den Korrekturwert K_C statt mit einer Differenz von L_{Cpeak}-Werten mit einer Differenz von L_{Ceq}-Werten zu ermitteln, um da Zufälligkeiten wenigstens an dieser Stelle zu eliminieren. Aus Rücksicht auf Besitzer von alten Messanlagen wurde diese Art der Ermittlung von K_C nicht zu alleinig normgerechten Methode.

Bei der Bestimmung der Korrekturwerte ist darauf zu achten, dass kein Störschall (Störgeräusch) während der Messdauer das Messergebnis verfälscht.

Der Ausschluss jeglicher Störgeräusche dürfte in der Praxis nicht gewährleistbar sein. Allerdings sollten die Störgeräusche so gering gehalten werden, dass sie die ermittelten Korrekturwerte nur vernachlässigbar verfälschen. Erforderlich ist dazu, das Anregungssignal mit hohem Pegel einzuspielen, in der Praxis meist über 90 dB. Das setzt jedoch voraus, dass noch kein Publikum anwesend ist.

Der Ersatzimmissionsort sollte so gewählt werden, dass die Korrekturwerte negativ werden, zum Beispiel nahe am Lautsprecher. Dies führt zu einem geringeren Einfluss von Störschall.

Auf eine ausreichende Pegelfestigkeit der Messkette ist zu achten.

Mit dem geringeren Einfluss von Störgeräuschen ist hier nicht nur die Ermittlung der Korrekturwerte, sondern vor allem die Veranstaltung selbst gemeint. Während der Veranstaltung sind Störgeräusche (störend aus Sicht der Messung) vor allem vom Publikum zu erwarten (Klatschen, Pfeifen, Johlen, Kreischen ...). Der Anteil dieser Störgeräusche am Gesamtschall wird umso geringer, je näher man mit dem Mikrofon an den Lautsprecher geht. Im selben Maße werden auch die Korrekturwerte negativer.

Das Messmikrofon kann jedoch nicht beliebig nahe am Lautsprecher positioniert werden. Zunächst einmal sind PA-Lautsprecher Mehrwege-Systeme, bei extrem nahen Positionen könnte am Messmikrofon ein sehr unausgeglichenes Frequenzverhältnis entstehen. Maßgeblicher ist, dass nur sehr wenige Messmikrofone pegelfest genug sind, um in unmittelbarer Nähe der Lautsprecher zu messen.

Welche Pegelfestigkeit (Grenzschalldruckpegel) erforderlich ist, sollte hier kurz dargestellt werden: Angenommen, es wird ein Korrekturwert von –8 dB ermittelt (das wäre ein in der Praxis geeigneter Korrekturwert). Die Messanlage sollte bezogen auf die maßgeblichen Immissionsort 136 dB L_{Cpeak} noch messen können. Dies ist nicht nur erforderlich für den Nachweis des entsprechenden zulässigen Pegels, auch die Messung des L_{Aeq} würde verfälscht, wenn die kräftigsten Peaks wegen Clippen des Messmikrofons nur reduziert in die Mittelung eingehen würden. Wenn bei einem Korrekturwert von –8 dB der angezeigte Wert 136 dB beträgt, so ist er am Messmikrofon 8 dB höher, also 144 dB. Da die Pegelfestigkeit von Messmikrofonen üblicherweise als RMS-Wert angegeben wird, der 3 dB unter dem Peak-Pegel liegt (bei Sinus-Signalen, bei denen dies gemessen wird), wird also eine Pegelfestigkeit des Messmikrofons von mindestens 141 dB benötigt. Ein paar dB mehr Pegelfestigkeit sind in der Praxis hilfreich.

5.4.3 Anwendung der Korrekturwerte

Die ermittelten Korrekturwerte gelten ausschließlich für den angewendeten Lautsprecheraufbau, die zugeordneten Immissionsorte und für die benutzte Messmikrofonanordnung.

Bei Messungen am Ersatzimmissionsort ist zusätzlich der Korrekturwert K_A zu berücksichtigen.

$$L_r = L_{Aeq,E} + K_A$$

Bei Messungen am Ersatzimmissionsort ist $L_{Cpeak,M}$ unter Berücksichtigung des Korrekturwertes K_C aus $L_{Cpeak,E}$ zu bestimmen:

$$L_{Cpeak,M} = L_{Cpeak,E} + K_C$$

Nach Ermittlung der Korrekturwerte muss insbesondere die Positionierung zur Beschallungsanlage unverändert gehalten werden. Für die Messung (Anzeige, Protokollierung) sind die Korrekturwerte zu den Messwerten am Ersatzimmissionsort zu addieren.

5.5 Kenngrößen während der Veranstaltung

Dem Bedienpersonal der Beschallungsanlage sollten während der Veranstaltung die folgenden Kenngrößen für die maßgeblichen Immissionsorte angezeigt werden:

a) der A-bewertete energieäquivalente Schalldruckpegel $L_{Aeq,M}$ mit einer Mittelungszeit ≥ 5 s. Dieser Kurzzeitmittlungspegel ermöglicht es dem Bedienpersonal der Beschallungsanlage, den Schalldruckpegel auf einen geeigneten Wert einzustellen. Er sollte während der Veranstaltung unterhalb und höchstens kurzzeitig oberhalb des zulässigen Beurteilungspegels liegen;

b) der A-bewertete energieäquivalente Schalldruckpegel $L_{Aeq,M}$, ermittelt entsprechend der Vorgabe in 5.1.;

c) der C-bewertete Spitzenschalldruckpegel $L_{CPeak,M}$.

Die Messgröße a), in der Praxis auch gerne „Kurzzeitmittel" genannt, dient rein zur Information des Bedienpersonals, sie wird nicht in das Messprotokoll aufgenommen. Spezialisierte Messanlagen erlauben manchmal die gleichzeitige Darstellung mehrerer Mittelungspegel mit unterschiedlichen, frei einstellbaren Mittelungspegeln.

Die Messgrößen b) und c) werden zur Protokollierung benötigt, sie sollen aber auch dem Bedienpersonal der Beschallungsanlage dargestellt werden. Beide Messgrößen sind für jede Beurteilungszeit, also für jeden 30-Minuten-Block, zu protokollieren. Dies erlaubt zumindest eine grobe Zuordnung zu einzelnen Teilen der Veranstaltung. Spezialisierte Messanlagen schreiben zusätzlich diese Messwerte in kürzeren Intervallen, beispielsweise in Minuten.

Die Darstellung der Messgröße b) kann zur Verwirrung führen, wenn die Veranstaltung oder ein lauterer Programmteil kurz vor Ende eines 30-Minuten-Blocks beginnt: Durch die Mittelung auf die vollen 30 Minuten wird ein entsprechend reduzierter Wert angezeigt und verführt das Bedienpersonal der Beschallungsanlage dazu, deutlich zu hohe Pegel zu fahren. Dies ist zwar im diesem 30-Minuten-Block unproblematisch, führt aber dazu, dass mit einem zu hohen Pegel in den nächsten 30-Minuten-Block gegangen wird. Eine kürzere Mittelungszeit, zum Beispiel 5 Minuten, wirkt diesem Problem entgegen.

5.6 Messprotokoll

Das Messprotokoll muss die folgenden Informationen enthalten:

a) Veranstalter;

b) Verfasser des Messprotokolls: Name und Unterschrift;

c) Datum und Veranstaltungsort;

d) Beurteilungspegel L_r und Spitzenschalldruckpegel L_{CPeak} aller Beurteilungszeiten;

e) Beginn und Ende der Messung;

f) verwendete Mess- und Kalibriergeräte;

g) Ergebnis des Funktionstests (mittels Kalibrator);

h) Lage der maßgeblichen Immissionsorte und des Ersatzimmissionsorts (Messpunkt);

i) Begründung für die Auswahl der maßgeblichen Immissionsorte im Hinblick auf die Anordnung der genutzten Beschallungsanlage;

j) Korrekturwerte K_A, K_C und die Art der Ermittlung.

Zusätzlich sollten folgende Informationen enthalten sein:

k) Name der Veranstaltung;

l) Beginn und Ende der Veranstaltung;

m) zeitlicher Veranstaltungsablauf;

n) Bedienpersonal der Beschallungsanlage, z. B. DJ, FOH-Techniker, Mischer.

Ein Beispiel für ein Messprotokoll ist in Anhang C (informativ) gegeben.

Das Protokoll enthält obligatorische (Angaben, die zwingend vorhanden sein müssen) und fakultative Angaben (Angaben, die vorhanden sein sollen).

Der Veranstalter ist der Geschäftsherr der Veranstaltung. Gibt es die Kombination aus örtlichem Veranstalter und Tourneeveranstalter, so wird man beide aufführen.

Der Beurteilungspegel L_{Ar} und Spitzenschalldruckpegel L_{Cpeak} sind für jeden 30-Minuten-Block zu protokollieren. Wird die Einhaltung des Beurteilungspegels L_{Ar} durch eine leistungsbeschränkte oder limitierte Anlage gewährleistet, so kann die Protokollierung von L_{Ar} und K_{A} entfallen. Wird die Einhaltung des Spitzenschalldruckpegels L_{Cpeak} durch eine leistungsbeschränkte oder limitierte Anlage gewährleistet, so kann die Protokollierung von L_{Cpeak} und K_{C} entfallen.

In den Punkten h) und i) gibt es eine Änderung zur Fassung von 2007 *(h) Typ und Anordnung der genutzten Beschallungsanlage; i) maßgeblicher Immissionsort und Ersatzimmissionsort (Messpunkt);*. Inzwischen müssen Typ und Anordnung der Beschallungsanlage nicht mehr im Protokoll vermerkt sein, dafür muss aber die Auswahl der maßgeblichen Immissionsorte im Hinblick auf die Anordnung der genutzten Beschallungsanlage begründet werden.

6 Schutzmaßnahmen und Information über Gefährdung des Gehörs

6.1 Allgemeines

Zur Wahrnehmung der Verkehrssicherungspflicht sind in Abhängigkeit von der Höhe der zu erwartenden Beurteilungspegel und C-bewerteten Spitzenschalldruckpegel Schutzmaßnahmen zu ergreifen und das Publikum ist über die Gefährdung des Gehörs zu informieren.

Die Einhaltung der zulässigen Pegel für den Beurteilungspegel und C-bewerteten Spitzenschalldruckpegel schließt eine Gefährdung des Gehörs nicht zuverlässig aus, gerade bei lang andauernden Veranstaltungen nicht. Eine Reduktion der zulässigen Pegel auf Werte, die eine Gefährdung gesichert ausschließen, wäre jedoch mit der Veranstaltungspraxis inkompatibel und würde auch vom Publikum nicht akzeptiert werden. Von daher ist hier eine Kombination aus der Begrenzung des Schallpegels mit einer Information des Publikums vorgesehen, damit dieses seine Eigenverantwortung wahrnehmen kann.

6.2 Allgemeine Schutzmaßnahmen

Der Aufenthalt des Publikums im Nahbereich der Lautsprecher sollte durch geeignete Maßnahmen, z.B. Absperrungen oder Positionierung der Lautsprecher verhindert werden, da in unmittelbarer Nähe von Schallquellen höhere Schalldruckpegel auftreten.

Bei größeren Veranstaltungen wird man üblicherweise durch hoch aufgehängte („geflogene") Line-Array-Systeme den Publikumsbereich ziemlich gleichmäßig beschallen, das Problem zu hoher Schalldruckpegel bezüglich des Beurteilungspegels tritt dann im Publikumsbereich nicht auf.

Anders sieht das bisweilen bei C-bewerteten Spitzenschalldruckpegel aus: Aus Gewichtsgründen werden die Sub-Bässe in der Regel nicht geflogen, sondern auf dem Boden gestapelt („gestackt"). Sofern die Sub-Bässe jeweils links und rechts unter den Line-Array-Systemen gestackt werden, treten hier Punkte mit hohem Schalldruckpegel auf. Diese sind zwar bezüglich des Beurteilungspegels unkritisch, da sie durch das A-Bewertungsfilter ausgefiltert werden, nicht jedoch bezüglich des C-bewerteten Spitzenpegels. Üblicherweise helfen da auch keine Absperrgitter, da diese nur wenige Meter vor der Bühne positioniert werden können.

Von daher wird man zu verteilten Sub-Bass-Systemen greifen müssen (z.B. „Zahnlücke"), um auch eine gleichmäßige Beschallung im Tieftonbereich zu realisieren.

Mögliche Maßnahmen zur Einhaltung der zulässigen Pegel können sein:

- Limitierung der Beschallungsanlage;
- Begrenzung der Beschallungspegel durch das Bedienpersonal auf Grundlage der begleitenden Messungen.

Im informativen Anhang B sind Beispiele für die Limitierung von Beschallungsanlagen durch Pegelbegrenzung dargestellt.

In der Ausgabe von 2007 war in Abschnitt 6.2 die Forderung zu finden: *die elektroakustische Beschallungsanlage ist so zu begrenzen, dass am maßgeblichen Immissionsort ein C-bewerteter Spitzenschalldruckpegel von 135 dB nicht überschritten werden kann.* Offen blieb dann, warum überhaupt noch eine Messung dieses Wertes erforderlich gewesen sein sollte.

In der hier vorliegenden Fassung werden Messung und Limitierung als gleichwertige Möglichkeiten genannt, die Einhaltung des zulässigen Pegels zu gewährleisten. Die Formulierung lässt auch weitere Möglichkeiten zu; zu denken wäre hier primär an leistungsschwache Lautsprecheranlagen. Gerade kleinere Lautsprecher erreichen, zumindest bei einem gewissen Abstand zum Publikum, keine Spitzenpegel über 135 dB. In einem solchen Fall wäre dann weder eine Messung noch eine (zusätzliche) Limitierung erforderlich.

Die Frage „Messung oder Limitierung" kann bezüglich der beiden zulässigen Pegel unterschiedlich beantwortet werden. In der Praxis findet man es häufig, dass die Einhaltung des Spitzenpegels mittels eines Limiters gewährleistet wird, während die Einhaltung des Beurteilungspegels durch das Bedienpersonal auf Grundlage der durchgeführten Messung sichergestellt wird.

Im Gegensatz zu einer Überschreitung des Beurteilungspegels zeichnet sich eine Überschreitung des C-bewerteten Spitzenschalldruckpegels vorher nicht ab. Dem Bedienpersonal bleibt also keine Möglichkeit der Reaktion. Von daher sollte der C-bewertete Spitzenschalldruckpegel technisch begrenzt werden durch Einsatz eines sogenannten Peak-Limiters, der auf Spitzenpegel hinreichend schnell anspricht.

Dagegen ist im Bereich des Beurteilungspegels die Limitierung eher schwierig beziehungsweise führt häufig nicht zu zufriedenstellenden Ergebnissen, gerade bei Live-Musik. Sogenannte RMS-Limiter mitteln zwar über eine gewisse Zeit, aber üblicherweise liegt diese Zeit noch unter einer Sekunde, während die Beurteilungszeit für den Beurteilungspegel bei 30 Minuten liegt. Dies führt dazu, dass hinreichend „streng" eingestellte RMS-Limiter alle Pegelspitzen kappen und somit auch den Live-Eindruck verhindern.

Denkbar wäre der Einsatz von Limitern mit hinreichend langen Mittelungszeiten. So etwas gibt es derzeit nur als Speziallösung, die an ein Messsystem angekoppelt wird. Das Messsystem erkennt dabei dann die Überschreitung der vorgegebenen Pegelgrenze und nimmt langsam (somit ohne Limiter-Pumpen) den Pegel zurück.

6.3 Schutzmaßnahmen bei einem Beurteilungspegel von 85 dB und mehr

Die Höhe der individuellen wöchentlichen Lärmdosis kann der Besucher durch seine Aufenthaltsdauer im Lärm beeinflussen. Um diese Eigenverantwortung wahrnehmen zu können, muss das Publikum informiert werden, wenn es sich in Lärmbereichen mit Beurteilungspegeln von 85 dB und mehr aufhält, da der Beurteilungspegel subjektiv nicht ausreichend eingeschätzt werden kann.

ANMERKUNG Folgende Maßnahmen (sofern sämtliche Teilnehmer der Veranstaltung damit erreicht werden) können geeignet sein: Aufdruck auf Eintrittskarten, Handzettel, Speisen- und Getränkekarte, Aushang, Durchsage, Anzeigetafel (Visualisierung).

Wenn der Beurteilungspegel über 85 dB liegt, dann beginnt das Schädigungsrisiko stark anzusteigen, gerade dann, wenn eine berufliche Schallexposition hinzukommt. Da die Höhe der beruflichen Schallexposition und die Häufigkeit und der Umfang von sonstigen Expositionen von Freizeitlärm individuell und dem Veranstalter unbekannt ist, muss hier das Publikum mit in die (Eigen-)Verantwortung genommen werden. Dafür ist es erforderlich, dass das Publikum entsprechend informiert wird; die Besucher haben seltenst einen geeigneten Schallpegelmesser dabei, noch lässt sich das Beurteilungspegel hinreichend genau schätzen.

Bei Musikveranstaltungen liegt der Beurteilungspegel fast immer über 85 dB. Ein Beurteilungspegel unter 85 dB ist beispielsweise bei konventionellen Gottesdiensten, bei Vorträgen mit Lautsprecherunterstützung des Referenten und ähnlichen Veranstaltungen zu erwarten. Bei allen anderen Veranstaltungen muss durch Messung oder Begrenzung sichergestellt werden, dass das Publikum nicht zu hoher Schallexposition ausgesetzt wird.

Bei der Information des Publikums ist darauf zu achten, dass sämtliche Teilnehmer der Veranstaltung erreicht werden. So wird der Aushang im Eingangsbereich, selbst wenn er so angebracht ist, dass er nicht schlicht übersehen wird, von blinden und stark sehbehinderten Menschen nicht gelesen werden.

Es kann eigentlich nur empfohlen werden, eine optische und eine akustische Maßnahme zu kombinieren.

6.4 Schutzmaßnahmen bei einem Beurteilungspegel von 95 dB und mehr oder längerer Schallexpositionsdauer

Zusätzlich wird bei einem Beurteilungspegel von 95 dB und mehr dem Publikum das Tragen von Gehörschutzmitteln nach der Normenreihe DIN EN 352 zum sicheren Schutz des Gehörs empfohlen. Diese Gehörschutzmittel müssen dem Publikum durch den Veranstalter zur Verfügung gestellt werden.

Unter Gehörschutzmittel nach der Reihe der Normen DIN EN 352 fallen auch einfache „Ohrenstöpsel", die für einen Paarpreis von wenigen Cent beschafft werden können – der finanzielle Aufwand für den Veranstalter ist somit überschaubar. Im Regelfall wird der Veranstalter diese Gehörschutzmittel kostenlos abgeben.

Ob Gehörschutzmittel kostenlos, zum Selbstkostenpreis oder mit Gewinnaufschlag abgegeben werden, wird in der Norm offengelassen, da solche Bestimmungen den Regelungsbereich einer technischen Regel überschreiten würden. Möglicherweise wird diese Frage von der Rechtsprechung in den nächsten Jahren geklärt. Es kann dabei nicht ausgeschlossen werden, dass sich die Rechtsprechung dann an der Schweizer Schall- und Laserverordnung orientiert, nach der ab einem Pegel von 93 dB Gehörschutz kostenlos angeboten werden muss.

Gehörschutzmittel nach DIN EN 352 haben meist eine nominale Dämpfung von deutlich über 10 dB. Wenn nun bei der Zurverfügungstellung von Gehörschutzmitteln lediglich 4 dB mehr Pegel (99 dB statt 95 dB) gefahren werden darf, dann hat das insbesondere zwei Gründe: Zum einen wird die nominale Dämpfung nur bei sachgemäßer Anwendung erreicht. Da der Veranstalter eine entsprechende Schulung personell nicht leisten können wird, ist von einer sachgemäßen Anwendung nicht durchgängig auszugehen. Zum anderen ist die Anwendung von Gehörschutzmitteln freiwillig, im Gegensatz zu einem Arbeitgeber hat ein Veranstalter keine rechtliche Handhabe, die Anwendung zu erzwingen. Mit dieser Norm soll neben dem einzelnen Individuum jedoch auch die Solidargemeinschaft der Krankenversicherten vor unnötig hohen Behandlungskosten geschützt werden. Der vergleichsweise geringe „Pegelzuschlag" von 4 dB ist somit sachgemäß.

Für eine zu erwartende Expositionsdauer von über 120 Minuten muss der Inhaber der Verkehrssicherungspflicht den Beurteilungspegel energieäquivalent unter dem zulässigen Beurteilungspegel halten oder ist verpflichtet das Publikum auf zusätzliche Eigenschutzmaßnahmen hinzuweisen. Dies kann durch akustische oder visuelle Hinweise geschehen.

In der Fassung von 1989 hatte die DIN 15905-5 eine Beschränkung der Schallexpositionsdosis. Bei einer Veranstaltungsdauer von 2 Stunden war ein Beurteilungspegel von 99 dB zulässig, bei einer Dauer von 4 Stunden nur noch 96 dB und bei einer Expositionsdauer von 8 Stunden nur noch 93 dB. Grundsätzlich ist eine solche Dosisbeschränkung sachgerecht, da das Schädigungspotenzial einer Schallexposition sich näherungsweise energieäquivalent verhält und somit nicht nur vom Beurteilungspegel, sondern auch von der Expositionszeit abhängt.

In der Fassung von 2007 ist man von dieser Dosisbeschränkung abgekommen und auf eine reine Pegelbeschränkung (innerhalb von 30-minütigen Beurteilungszeiten) gegangen. Dies folgte einerseits der Erkenntnis, dass bei lange dauernden Veranstaltungen die sich aus einer Dosisbeschränkung ergebenden zulässigen Pegel nicht praxisgerecht sind und die Norm daher von der Branche nicht angenommen wurde. Andererseits wurde auch argumentiert, dass Besucher sich nur selten über die ganze Dauer einer vielstündigen Veranstaltung am lautesten Punkt im Publikumsbereich aufhalten.

Das war einerseits zutreffend, auf der anderen Seite war es schon damals an den anderen Positionen des Publikumsbereiches nicht so viel leiser, als dass diese Argumentation fachlich hinreichend gewesen wäre. Der Übergang zur Pegelbeschränkung war eher als „politischer Kompromiss“ zu verstehen, um die Akzeptanz der Norm im Discotheken- und Festival-Bereich zu verbessern. Jetzt haben sich allerdings Line-Array-Systeme in den letzten Jahren umfänglich durchgesetzt und damit eine deutlich gleichmäßigere Beschallung des Publikumsbereichs. Der Besucher mag dann zwar auch mal an einem weniger lauten Punkt stehen, aber „weniger laut“ ist dann vielleicht auch nur 0,5 dB weniger.

Die Rückkehr zu einer Dosisbeschränkung hätte jedoch die Akzeptanz dieser Norm in den beschriebenen Bereichen sabotiert (und diese Akzeptanz ist teilweise immer noch recht überschaubar). Von daher wird dem Inhaber der Verkehrssicherungspflicht (also meist dem Veranstalter) die Wahl gelassen, ob er mittels energieäquivalenter Reduktion des Pegels die Gefährdung verringert, oder ob er das Publikum auf zusätzliche Eigenschutzmaßnahmen hinweist.

Eine energieäquivalente Reduktion des Beurteilungspegels würde zu folgenden zulässigen Pegeln führen:

Veranstaltungsdauer [Stunden]	Zulässiger Pegel [dB]
2	99,0
3	97,2
4	96,0
5	95,0
6	94,2
7	93,6
8	93,0
9	92,5
10	92,0
11	91,6
12	91,2

Eine optische Anzeige durch die Messeinrichtung ermöglicht dem Bedienungspersonal der Beschallungsanlage, während der Veranstaltung auf zu hohe Schalldruckpegel reagieren zu können, um gegebenenfalls die Lautstärke zu reduzieren. Die Signalisierung kann nach Tabelle 1 den jeweiligen Erfordernissen aus einem A-bewerteten Mittelungspegel ($T \geq 5$ s) generiert werden.

Die optische Anzeige des Pegels ist nur für das Bedienpersonal, nicht jedoch für das Publikum vorgesehen. Hintergrund ist die Überlegung, dass die Anzeige des Beurteilungspegels die Künstler und deren Tontechniker zu „Pegelwettbewerben" animieren könnte, was dem Schutzziel dieser Norm zuwiderlaufen würde. Wenn der Tontechniker einen Beurteilungspegel von 95 dB beziehungsweise 99 dB nicht überschreiten darf, dann muss er jederzeit Klarheit über den von ihm gefahrenen Pegel haben, alles andere wäre „Autofahren ohne Tacho".

Tabelle 1 — Beispiel einer optischen Anzeige zur Darstellung des Schalldruckpegels für das Bedienpersonal

Farbe der Signalisierung	**Leuchtet auf bei L_{Aeq}**
Rot	> 99 dB
Gelb	95 dB bis 99 dB

Wie diese optische Anzeige im Detail realisiert wird, bleibt freigestellt. Der hier gemachte Vorschlag einer Leuchtsignalisierung ist als Minimalausstattung zu verstehen. Besser ausgestattete Messsysteme zeigen beispielsweise gleichzeitig den Momentanpegel in den Zeitbewertungen Fast (125 ms) und Slow (1 s), ein Kurzzeitmittel (zum Beispiel einstellbar zwischen 5 und 60 Sekunden) und ein Langzeitmittel (zum Beispiel einstellbar zwischen 5 und 30 Minuten) an.

Dass hier kein Hinweis zur Signalisierung der Spitzenpegels gemacht wird, kann dahingehend verstanden werden, dass es ohnehin sachgerecht ist, die Einhaltung des Spitzenpegels mittels eines Limiters zu gewährleisten.

Auf die Ermittlung des Beurteilungspegels kann verzichtet werden, wenn sichergestellt ist, dass der zulässige Pegel nicht überschritten wird. Sofern dazu eine technische Einrichtung (z. B. Limiter) verwendet wird, ist die gesamte Anlage gegen Veränderung zu schützen und die technische Einrichtung hinsichtlich der Wirksamkeit regelmäßig zu überprüfen.

Wird der maximale Pegel durch einen Limiter begrenzt, dann ist sicherzustellen, dass dieser nicht wieder außer Kraft gesetzt wird: Die Notwendigkeit einer Pegelbegrenzung wird noch nicht durchgängig eingesehen, sodass die Gefahr der Manipulation stets berücksichtigt und so weit wie möglich ausgeschlossen werden muss. Ebenso muss in Betracht gezogen werden, dass sich eingestellte technische Werte im Lauf der Zeit nach und nach verändern („long time drift"). Daher muss die Wirksamkeit regelmäßig überprüft werden.

Ein Intervall für die regelmäßige Überprüfung wird in der Norm nicht vorgegeben, es richtet sich nach den jeweiligen Gegebenheiten. Die Hinweise aus Abschnitt 5.2 können analog verwendet werden, die Überprüfung sollte dann mindestens halbjährlich erfolgen.

Der Verantwortliche hat alle möglichen und zumutbaren Maßnahmen zu ergreifen, um eine unbefugte Veränderung der Limiter zu verhindern. Im Regelfall werden dies folgende Maßnahmen sein:

- Die Leitungen vom Limiter zu den Controllern und von den Controllern zu den Endstufen sind zu versiegeln.
- Sofern die Endstufen und/oder die Controller Pegelsteller haben, sind diese auf Maximalstellung zu stellen oder zu versiegeln.
- Der Controller ist mit einem nicht bekannt gegebenen Passwort gegen Veränderung der Einstellungen zu schützen.
- Die Bedienelemente des Limiters werden durch Plombieren oder Versiegeln geschützt.
- Das Bedienpersonal der Beschallungsanlage ist eindeutig darauf hinzuweisen, dass Veränderungen an dieser Stelle nicht vorgenommen werden dürfen. Unter Umständen sind Konventionalstrafen in den Verträgen vorzusehen.

Anhang A (informativ) Beispiele für verschiedene Arten von Veranstaltungen

Anhänge von Normen können normativ oder informativ sein. Informative Anhänge gehören nicht zur technischen Regel, sondern sollen die Umsetzung derselben erleichtern. Es darf jederzeit von diesen Vorschlägen abgewichen werden, sofern die Anforderungen in der Norm und in den normativen Anhängen erfüllt werden.

DIN 15905-5 hat nur informative Anhänge.

A.1 Allgemeines

In der Praxis werden zum Teil verschiedenartige Vorgehensweisen zur Ermittlung und Dokumentation der Schallimmissionen sinnvoll sein. Daher wird im Folgenden an Hand von drei beispielhaften Veranstaltungssituationen dargestellt, wie eine Sicherstellung der Nichtüberschreitung der zulässigen Pegel umgesetzt werden kann.

A.2 Festinstallierte Beschallungsanlage für den Live-Betrieb

Bei Live-Veranstaltungen sind elektronische Pegelbegrenzungseinheiten (Limiter) oftmals nicht sinnvoll einsetzbar. Es bietet sich hier die feste Installation einer Messeinrichtung an.

Die Bestimmung der Korrekturwerte K_A und K_C erfolgt einmalig bei der Einrichtung der Messgeräte. Die weiteren Messungen im Betrieb erfolgen ausschließlich am Ersatzimmissionsort. Das Bedienpersonal der Beschallungsanlage erhält eine optische Anzeige nach 6.4 „Einsatz optischer Anzeigen für das Bedienpersonal".

Fest installierte Beschallungsanlagen für den Live-Betrieb sind beispielsweise in Musical-Theatern zu finden. Dort bleibt die Beschallungsanlage während einer Produktion unverändert. Wird eine neue Produktion eingerichtet, dann wird üblicherweise auch die Beschallungsanlage verändert, sodass die Korrekturwerte dann neu zu ermitteln sind. Bei lang laufenden Produktionen werden die Korrekturwerte manchmal jährlich überprüft.

Die Verwendung eines konventionellen Limiters ist hier häufig nicht sachgerecht. Konventionelle Limiter („RMS-Limiter") haben Mittelungszeiten, die selten eine Sekunde übersteigen. Solche Limiter kappen, sofern sie entsprechend „streng" eingestellt werden, alle Pegelspitzen und verhindern damit den Live-Eindruck. Der Einsatz solcher Limiter kann helfen, unbeabsichtigte Pegelspitzen zu verhindern, ist aber wenig hilfreich zur Einhaltung der zulässigen Pegel. Vereinzelt auf dem Markt zu finden sind Lösungen, die an ein Messsystem angekoppelt werden und dessen Werte (und damit dessen lange Mittelungszeiten) als Grundlage des Eingriffs verwenden.

Eine häufig verwendete Alternative ist es, nur den Beurteilungspegel zu messen und die Einhaltung des C-bewerteten Spitzenschalldruckpegels mittels eines Peak-Limiters zu garantieren. Musical-Theater haben fast immer sorgfältig abgestimmte Controller in den Beschallungsanlagen, die einen Spitzenpegel über 135 dB schon aus Gründen des Lautsprecherschutzes ausschließen. Diese Limiter-Lösung kann somit ohne Mehraufwand auch für den Publikumsschutz genutzt werden.

A.3 Wechselnde Beschallungsanlagen

In Spielstätten mit häufig wechselnden Produktionen können unterschiedliche Beschallungsanlagen und Bühnensituationen auftreten.

Die Korrekturwerte K_A und K_C sind für veränderte Situation jeweils neu zu bestimmen.

Die Messung kann mit einem mobilen oder fest installierten Messgerät erfolgen, das geeignet ist, die erforderliche optische Anzeige nach 6.4 „Einsatz optischer Anzeigen für das Bedienpersonal" zur Verfügung zu stellen.

Spielstätten mit häufig wechselnden Produktionen sind beispielsweise Mehrzweckhallen, Sportstadien und Rundfunkstudios. Üblicherweise wird dort für jede Veranstaltung eine unterschiedliche Beschallungsanlage eingesetzt, somit müssen auch stets die Messanlage neu eingerichtet und die Korrekturwerte neu ermittelt werden.

Unter einem mobilen Messgerät werden hier integrierende Handschallpegelmesser und ähnliche Messanlagen verstanden. Sofern diese nicht zur Messung nach DIN 15905-5 ausgelegt sind, muss bisweilen zu jeder vollen halben Stunde die Messung neu gestartet sowie der Messwert abgelesen und notiert werden. Da dies stets pünktlich zur vollen halben Stunde passieren muss, kann der Betreuer der Messanlage kaum für andere Zwecke eingesetzt werden, zumal solche Messgeräte meist auch keine brauchbare Signalisierung haben und die Information über zu hohe Pegel dann vom Betreuer der Messanlage an das Bedienpersonal der Beschallungsanlage weitergegeben wird. Der Vorteil des preisgünstigeren Messequipments wird durch die höheren Personalkosten zunichtegemacht.

Spezialisierte Messanlagen – ob eine mobile Lösung oder fest installiert – benötigen eine Betreuung nur zum Ermitteln der Korrekturwerte, danach läuft die Messung autark. Sofern das Bedienpersonal der Beschallungsanlage freiwillig die ihnen zur Verfügung gestellte optische Anzeige beachtet, erfordern solche Messanlagen keine weitere Betreuung mehr. (Der Betreuungsaufwand liegt dann bei – je nach Größe der Veranstaltungsstätte – etwa 15 bis 30 Minuten pro Produktion.)

Sofern solche Messanlagen unbetreut betrieben werden, muss sichergestellt werden, dass sie vom Bedienpersonal der Beschallungsanlage nicht „sabotiert" werden können. Das wird meist dadurch realisiert, dass die Messanlage nicht am FOH, sondern vor einem Zugriff geschützt aufgestellt wird und dem Bedienpersonal lediglich die Messwerte angezeigt werden.

A.4 Fest installierte Beschallungsanlage zur Wiedergabe von Tonträgern

Die Nichtüberschreitung der zulässigen Pegel kann durch den Einsatz einer manipulationssicher installierten Anlage und eines Limiters sichergestellt werden und sollte regelmäßig auf ihre Wirksamkeit überprüft werden.

Limiter eignen sich insbesondere dort, wo Beschallung überwiegend oder ausschließlich per Tonträger erfolgt.

Eine optische Anzeige bei Überschreitung der zulässigen Pegel ist nicht erforderlich, da die Überschreitung technisch ausgeschlossen ist.

Discjockey sind in der Regel eher Künstler als Techniker und während der Veranstaltung oft auch mit anderen Dingen beschäftigt als mit dem gerade gefahrenen Pegel. Hier kann es sinnvoll sein, den Schallpegel mittels eines Limiters zu begrenzen, sodass sich der Discjockey darum nicht mehr kümmern muss. Da Musik von Tonträgern („Konservenmusik") üblicherweise eine deutlich geringere Dynamik aufweist als Livemusik, ist der Einsatz von Limitern hier auch weniger nachteilig.

Je nach Musikrichtung und dem eingesetzten Modell des Limiters kommt es selbst dann zu hinnehmbaren Ergebnissen, wenn das Signal „hart gegen den Limiter gefahren" wird, also der Limiter stets im Begrenzungseinsatz ist. Problematisch wird es allerdings dann, wenn Discjockeys oder Tontechniker im Lauf der Veranstaltung immer noch weiter den Pegel erhöhen und dann andere Komponenten der Signalkette (z.B. das Mischpult) ins Clippen kommen (Begrenzung des Signals durch Überschreitung der Grenzen, die durch die elektrische Versorgungsspannung vorgegeben sind). Ein durch Clipping begrenztes Signal hört sich stark verzerrt an. Um dieses Problem zu vermeiden, gibt es auf dem Markt einen Limiter mit dem markanten Namen „Idiotenbremse", der den Pegel dann nicht begrenzt, sondern nach Überschreitung einer eingestellten Schwelle immer weiter reduziert – statt immer lauter wird es dann immer leiser.

Einen anderen Ansatz verfolgten die Branchenverbände mit ihrem Projekt „DJ-Führerschein": Durch eine entsprechende Schulung soll der Discjockey in die Lage versetzt werden, während der Veranstaltung die Richtwerte für den Schallpegel einzuhalten. Sofern dann auch noch die Diskothek mit einer entsprechenden Messanlage ausgerüstet ist, spricht nichts dagegen, auf einen Limiter zu verzichten oder nur noch die Einhaltung des Richtwerts für den C-bewerteten Spitzenschalldruckpegel mittels eines Limiters zu gewährleisten. Das Projekt „DJ-Führerschein" wird derzeit jedoch nicht mehr offensiv betrieben.

Anhang B (informativ) Beispiele für Messeinrichtungen und Limitierungen

Eine Beispielhafte Darstellung einer Messeinrichtung nach Abschnitt 5 ist in Bild B.1 dargestellt.

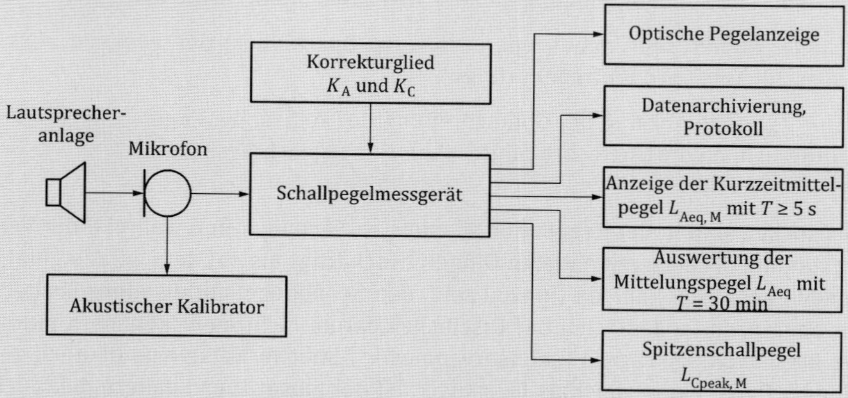

Lautsprecher-anlage
Mikrofon
Korrekturglied K_A und K_C
Schallpegelmessgerät
Akustischer Kalibrator
Optische Pegelanzeige
Datenarchivierung, Protokoll
Anzeige der Kurzzeitmittelpegel $L_{Aeq,M}$ mit $T \geq 5$ s
Auswertung der Mittelungspegel L_{Aeq} mit $T = 30$ min
Spitzenschallpegel $L_{Cpeak,M}$

Bild B.1 — Beispielhafte Darstellung einer Messeinrichtung

Die Limitierung ohne Messmikrofon ist in Bild B.2 dargestellt.

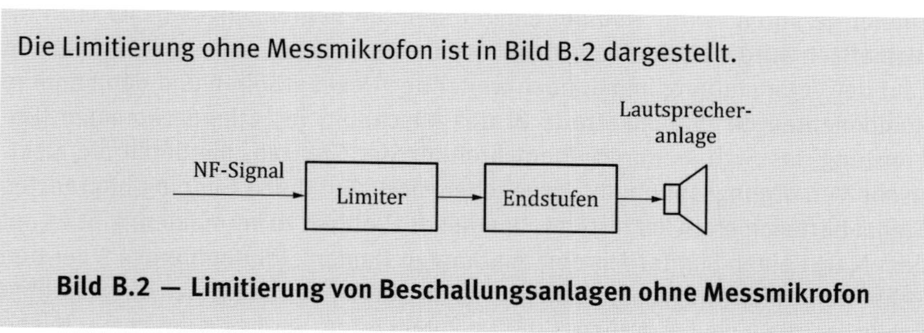

Bild B.2 — Limitierung von Beschallungsanlagen ohne Messmikrofon

Die Limitierung mit Messmikrofon ist in Bild B.3 dargestellt.

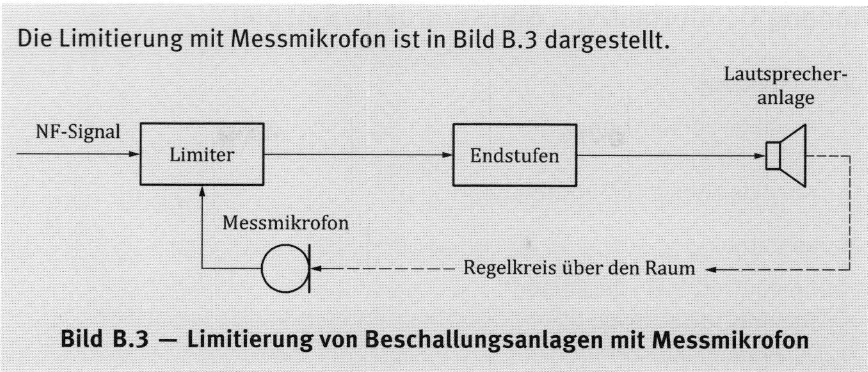

Bild B.3 — Limitierung von Beschallungsanlagen mit Messmikrofon

Eine Limitierung erfolgt in der Regel nach Bild B.2, also ohne Messmikrofon. Dies hat zur Folge, dass der eingestellte Wert nur dann eingehalten wird, wenn die Signalkette nach dem Limiter unverändert ist. Um dies sicherzustellen, werden die Komponenten nach dem Limiter häufig plombiert, versiegelt und/oder mit einem Passwort geschützt.

Eine Limitierung nach Bild B.3 hält den eingestellten Wert nur dann ein, wenn das Messmikrofon unbeeinflusst den gemessenen Wert an den Limiter weitergibt. Hier ist nicht nur sicherzustellen, dass keine elektrischen Dämpfglieder in die Mikrofonleitung eingefügt werden, sondern es sind vor allem Manipulationen am Messmikrofon (Vergrößerung des Abstands zum Lautsprecher, Einfügen von akustischer Dämpfung) zu verhindern.

In beiden Fällen ist eine regelmäßige Überprüfung in sachgerechten Intervallen vorzusehen.

Anhang C (informativ) Messprotokoll Beispiel

Veranstaltung

Kleinkleckersdorf Open Air
15.08.2020
Kleinkleckersdorf Marktplatz

Veranstalter

Jugendtreff Kleinkleckersdorf
Bahnhofsstrasse 42
12345 Kleinkleckersdorf

Veranstaltungsablauf

17:08	Publikumseinlass
18:07 bis 19:00	Auftritt Musikgruppe „Handlungsbedarf“
19:45 bis 20:30	Auftritt Musikgruppe „Placebo forte“
21:00 bis 22:45	Auftritt Musikgruppe „Der Gerät“
23:37	Publikum hat das Gelände verlassen

Beschallungsanlage

Front	links und rechts je 8 x RockLine 208
Frontfill	4 x MuFu
Outfill	2 x MuFu
Sub-Array	8 x Örpz

Bedienpersonal der Beschallungsanlage

Heiner Schulz (FOH-Betreuung, Handlungsbedarf)
Georg Häberle (Placebo Forte)
Werner Bangemann (Der Gerät)

Immissionsort und Ersatzimmissionsort

Die maßgeblichen Immissionsorte liegen auf Achse der PA hinter dem Absperrgitter, es wurde die rechte Seite gewählt.

MI_A liegt 3 m hinter dem Absperrgitter.

MI_C liegt unmittelbar hinter dem Absperrgitter.

Der Ersatzimmissionsort liegt direkt unter dem PA-System (rechts) leicht außermittig.

Verantwortlicher Messtechniker

Michael Mustermann

Mess- und Kalibriergeräte

Messgerät SuperMess 2020	#123 45	Klasse 1
Messmikrofon M215 L	#123 67	Klasse 1
Kalibrator SuperCal	#123 89	Klasse 2

Es handelt sich hier um eine fiktive Veranstaltung in einem fiktiven Ort mit fiktiven Künstlern. Ebenso sind das Bedienpersonal, die eingesetzte Beschallungsanlage sowie die Mess- und Kalibriergeräte fiktiv.

An dieser Stelle ist anzumerken, dass das Beispiel nicht ganz den Vorgaben aus Abschnitt 5.6 folgt, sondern sich noch an der Ausgabe 2007 orientiert. Nach der Neufassung der Norm braucht die Beschallungsanlage nicht mehr angegeben zu werden, dafür ist die Auswahl der maßgeblichen Immissionsorte zu begründen.

Ergebnis des Funktionstests (mittels Kalibrator)

15.08.2020 11:19:40	M: 113,9 dB	K: 114,0 dB	Ä: 0,1 dB
15.08.2020 22:49:39	M: 113,8 dB	K: 114,0 dB	Ä: 0,2 dB

Kalibrierabweichung über die Messung: 0,2 dB

Wie genau das Ergebnis des Funktionstests (Kalibrierung) dargestellt wird, bleibt dem Verfasser des Messprotokolls beziehungsweise dem Hersteller des Messsystems überlassen. Es muss jedoch ersichtlich sein, um wie viel sich der Pegel über die Messung hinweg verändert hat.

Korrekturwerte

Die Korrekturwerte wurden durch serielle Differenzmessung mit rosa Rauschen ermittelt.

K_A −4,9 dB (87,8 dB – 92,7 dB)

K_C −7,8 dB (103,8 dB – 111,6 dB)

Mit „serieller Differenzmessung“ ist gemeint, dass der Pegel zunächst an einem und dann an dem anderen Ort gemessen wurde. Dies ist die gängige Methode. Es gibt jedoch Messsysteme, welche die Korrekturwerte parallel, also mit zwei Messmikrofonen ermitteln.

Messwerte

Datum	Messdauer	L_r dB	L_{cpeak} dB
15.08.20	18:00 – 18:30	49,8	83,9
15.08.20	18:30 – 19:00	96,3	125,4
15.08.20	19:00 – 19:30	96,0	125,2
15.08.20	19:30 – 20:00	68,1	98,0
15.08.20	20:00 – 20:30	93,9	124,0
15.08.20	20:30 – 21:00	96,5	125,8
15.08.20	21:00 – 21:30	91,1	123,9
15.08.20	21:30 – 22:00	96,7	123,4
15.08.20	22:00 – 22:30	100,2	128,0
15.08.20	22:30 – 23:00	97,7	129,3

Höchster L_r 100,2 dB

Höchster L_{Cpeak} 129,3 dB

Messung 18:07 bis 22:42

Für jeden Halbstundenblock ist zumindest der Beurteilungspegel L_r sowie der C-bewertete Spitzenpegel L_{Cpeak} anzugeben. Die getrennte Darstellung der höchsten Werte ist fakultativ, aber in der Praxis zur leichteren Auffindbarkeit hilfreich.

Anmerkungen zum Protokoll

- Die FoH-Techniker wurden im Vorfeld auf die Schallpegelmessung und auf die Pegelgrenzen hingewiesen.
- 22:17 Uhr: FoH-Techniker wurde vom Messtechniker auf Pegelüberschreitung hingewiesen und hat darauf den Pegel reduziert.

Unterschrift

Kleinkleckersdorf, 16.08.2020

Verfasser des Messprotokolls:

Datum/Name, Unterschrift

Die „Anmerkungen zum Protokoll“ sind keine Anforderung der Norm, aber in der Praxis hilfreich, um alle Besonderheiten erfassen zu können.

Literaturhinweise

[1] Schallpegel in Diskotheken und bei Musikveranstaltungen/Umweltbundesamt. — Berlin: Umweltbundesamt.

Teil 1: Gesundheitliche Aspekte/von Wolfgang Babisch. — 2000. — 74 S.: (WaBoLu-Hefte; 2000,3) Signatur: DBF 2001 B 6381; IDN: 96096133X

http://www.apug.de/archiv/pdf/DISKO_1.pdf

Derzeit sollte die folgende URL verwendet werden:

https://www.umweltbundesamt.de/sites/default/files/medien/publikation/long/1921.pdf

Teil 2: Studie zu den Musikhörgewohnheiten von Oberschülern/von Wolfgang Babisch; Bodo Bohn [u. a.]. — 2000. — 88 S.: (WaBoLu-Hefte; 2000,4) Signatur: DBF 2001 B 6375; IDN: 96096150X

Teil 3: Studie zur Akzeptanz von Schallpegelbegrenzungen in Diskotheken/von Wolfgang Babisch; Bodo Bohn [u. a.]. — 2000. — 88 S.: (WaBoLu-Hefte; 2000,4) Signatur: DBF 2001 B 6375; IDN: 96096150X

http://www.apug.de/archiv/pdf/DISKO_2-3.pdf

Derzeit sollte die folgende URL verwendet werden:

https://www.umweltbundesamt.de/sites/default/files/medien/publikation/long/1922.pdf

[2] Beschluss der Gesundheitsministerkonferenz der Länder vom 1.7.2005, Top 7.1, „Maßnahmen zur Verhinderung von Gehörschäden durch Musikveranstaltungen einschließlich Diskothekenlärm"

(http://www.gmkonline.de/?&nav=beschluesse_78&id=78_07.01)

Das Dokument sollte derzeit mit der folgenden URL gesucht werden:

https://www.gmkonline.de/Beschluesse.html?id=78_07.01&jahr=2005&search=Maßnahmen zur Verhinderung von Gehörschäden durch Musikveranstaltungen einschließlich Diskothekenlärm

[3] Richtlinie 2003/10/EG, Richtlinie 2003/10/EG des Europäischen Parlaments und des Rates vom 6. Februar 2003 über Mindestvorschriften zum Schutz von Sicherheit und Gesundheit der Arbeitnehmer vor der Gefährdung durch physikalische Einwirkungen (Lärm) (17. Einzelrichtlinie im Sinne des Artikels 16 Absatz 1 der Richtlinie 89/391/EWG)

DIN 45641, *Mittelung von Schallpegeln*

ISO 1999, *Acoustic — Estimation of noise-induced hearing loss*

ISO/IEC Guide 98-3, *Uncertainty of measurement — Part 3: Guide to the expression of uncertainty in measurement*

Hinweis: Die hier genannten aktuellen URLs sind auf der Seite www.din15905.de unter „Literaturhinweise" als Link zu finden.

2 Stand der Rechtsprechung

Nach dem Selbstverständnis des *Deutschen Instituts für Normung e. V.* sind Normen auf freiwillige Beachtung ausgelegte Empfehlungen. Eine DIN-Norm ist zunächst einmal „nur“ eine technische Regel.

Normen werden jedoch allgemein (also auch von der Justiz) als sogenannte *anerkannte Regeln der Technik* angesehen. Dementsprechend werden sie im Zivil- und Strafrecht bei der Klärung der Frage herangezogen, was Inhalt und Umfang von Verkehrssicherungspflichten sind. In der Praxis ist die DIN 15905-5 primär im Schadensersatzrecht relevant.

Verkehrssicherungspflicht

In diesem Zusammenhang muss der Begriff der *Verkehrssicherungspflicht* erläutert werden. Der juristische Laie wird da instinktiv an den Straßenverkehr denken und gerät damit auf den Holzweg. Nach herrschender Meinung ist derjenige, der eine Gefahrenquelle eröffnet, dafür verantwortlich, dass keiner zu Schaden kommt. Dadurch, dass der Veranstalter eine PA-Anlage (große Lautsprecheranlage) bestellt und bei Anwesenheit des Publikums betreiben lässt, eröffnet er eine solche Gefahrenquelle. Damit kommt er in die Pflicht, dafür zu sorgen, dass dadurch niemand zu Schaden kommt.

Daneben besteht noch die aus dem Baurecht resultierende Pflicht des Betreibers einer Versammlungsstätte, der für die Sicherheit des Publikums zu sorgen hat. Dementsprechend können Schadensersatzklagen sich an den Veranstalter und an den Betreiber der Versammlungsstätte wenden, die – sofern die Klage zulässig und begründet ist – dann gesamtschuldnerisch verurteilt werden. Der Tontechniker bleibt erst einmal unbehelligt.

Adressaten der Verkehrssicherungspflicht

Adressaten der Verkehrssicherungspflicht sind der Veranstalter und der baurechtliche Betreiber als natürliche oder juristische Personen. Juristische Personen werden durch natürliche Personen vertreten, zum Beispiel eine GmbH durch ihre Geschäftsführer, ein Verein durch seinen Vorstand, die damit implizit Adressaten der Verkehrssicherungspflicht werden.

Veranstalter können die ihnen obliegende Verkehrssicherungspflicht auf einen Dritten übertragen, dabei sind die Kriterien zu beachten, die das Landgericht Nürnberg-Fürth dargelegt hat (etwas später in diesem Kapitel). Neben einer Auswahl- und Kontrollverantwortung sind auch „klare Absprachen, die die Sicherung der Gefahrenquelle zuverlässig garantieren“ gefordert. Das ist insbesondere ein Problem, wenn nicht-professionelle Veranstalter tätig sind, zum

Beispiel auch Vereine, welche professionelle Dienstleister (hier für Tontechnik) beauftragen und diese dann für verantwortlich halten (wenn sie überhaupt diese Problematik kennen), ohne dass eine solche explizite Übertragung der Verkehrssicherungspflicht vorgenommen wird.

Der baurechtliche Betreiber hat sich, wenn er nicht selbst vor Ort ist, durch einen Veranstaltungsleiter nach § 38 (1) VStättVO vertreten zu lassen, der dann auch Betreiberpflichten wahrnimmt. Daneben gibt es meist auch den Verantwortlichen für Veranstaltungstechnik nach § 39 VStättVO, der nach § 40 (1) VStättVO für die Sicherheit der technischen Einrichtungen verantwortlich ist.

Beweiserleichterung

Vor Gericht wird üblicherweise um ein Schmerzensgeld in der Größenordnung von 5.000 Euro gestritten, ab und an lässt auch die Krankenkasse feststellen, dass der Beklagte für erfolgte und künftige Behandlungskosten aufzukommen hat. Bei Personen, die beruflich auf ein intaktes Gehör angewiesen sind, wäre auch eine Berufsunfähigkeitsrente denkbar. All dies fällt ins Zivilrecht, und dort ist der Kläger zunächst einmal in allen Punkten beweispflichtig. Er muss also – sofern es von der Gegenseite bestritten wird – nachweisen, auf der Veranstaltung gewesen zu sein (Eintrittskarte, Zeugen), und er muss seinen Schaden beweisen (ohrenärztliches Gutachten), alles dies dürfte keine größeren Schwierigkeiten darstellen.

Der eigentliche „Knackpunkt" einer solchen Beweisführung ist der ursächliche Zusammenhang zwischen Veranstaltung und Schaden. Es mag Fälle geben, in denen – zufällig oder absichtlich – vor einem Konzert ein Audiogramm erstellt wird, sodass ein Vorher-Nachher-Vergleich durchgeführt werden kann. Die Regel ist dies jedoch nicht.

Dass Schadensersatzklagen über seltene Einzelfälle hinaus Chancen auf Erfolg haben, liegt am Urteil VI ZR 142/00 des Bundesgerichtshofs vom 13. März 2001. In dieser Revisionsentscheidung zu einem Urteil des OLG Karlsruhe bemisst der BGH den Umfang der Verkehrssicherungspflicht nach der DIN 15905-5 und sieht den Veranstalter in der Pflicht, eine normgerechte Messung durchzuführen. Sofern diese Messung nicht durchgeführt wurde (oder der Richtwert überschritten ist), ist eine sogenannte Beweiserleichterung zu erkennen (der Volksmund sagt „Beweislastumkehr" dazu): Nun muss der Kläger nicht mehr den ursächlichen Zusammenhang zwischen Veranstaltung und Schaden beweisen, sondern der Beklagte kann ihn widerlegen.

Zu diesem Thema sind vor allem sieben Urteile publik geworden:

- Landgericht Trier vom 29. Oktober 1992 (3 S 191/92 – LG Trier)

- Oberlandesgericht Karlsruhe vom 20. März 2000 (19 U 93/99)
- Bundesgerichtshof vom 13. März 2001 in Revision zum Urteil vom OLG Karlsruhe (VI ZR 142/00)
- Oberlandesgericht Koblenz vom 13. September 2001 (5 U 1324/00)
- Landgericht Nürnberg-Fürth vom 1. Dezember 2004 (6 O 4537/03)
- Landgericht Hamburg vom 8. Juli 2005 (318 O 281/02)
- Amtsgericht Meschede vom 13. Mai 2015 (6 C 411/13)

LG Trier (3 S 191/92)

Das Urteil vom LG Trier bezieht sich auf ein Heavy-Metal-Konzert am 9. April 1989 in einem Trierer Gewölbekeller. Der 15 Jahre alte Geschädigte erlitt einen – inzwischen wieder ausgeheilten – Hörsturz mit einer Absenkung von 40 dB bei 4 kHz. Daneben erlitten etwa 30 andere Personen Gehörschäden.

Das Konzert fand vor dem Erscheinen der ersten Fassung der DIN 15905-5 statt, folgerichtig bezieht sich das Gericht auch nicht darauf. Es stellt aber fest, dass hier eine Verkehrssicherungspflicht des Veranstalters vorliegt, und dass ein Schallpegel-Begrenzer oder Dezibel-Messer hätte vorhanden sein müssen.

Daneben hat sich das Gericht mit der Wirksamkeit eines Haftungsausschlusses beschäftigt:

> Diese Haftung konnten die Beklagten nicht durch den kleingedruckten Aufdruck auf der Eintrittskarte (S. 7 GA) „keine Haftung für Sach- und Körperschäden" ausschließen.
>
> ...
>
> Bei einer Haftung wegen Verletzung grundlegender Verkehrssicherungspflichten kann nicht ohne weiteres unterstellt werden, dass Zuschauer sich stillschweigend diesem Ansinnen des Veranstalters unterwerfen.

Zum Zeitpunkt gab es noch das Gesetz über die allgemeinen Geschäftsbedingungen, dessen Regelungen inzwischen im Bürgerlichen Gesetzbuch (BGB) zu finden sind. Die Unwirksamkeit entsprechender Regelungen dürfte sich schon aus § 309 Punkt 7 BGB ergeben.

OLG Karlsruhe (19 U 93/99)

Das Urteil des OLG Karlsruhe wird im Internet sehr häufig zitiert, meist jedoch ohne den Hinweis, dass dieses Urteil der Revision nicht standgehalten hat. Die Schädigung erfolgte bei einem Konzert 1997 in Freiburg (Punk, Hardcore,

Grunge). Die Klage vor dem Landgericht wurde auf Grundlage der UVV 121 geführt (die inzwischen zurückgezogen wurde), also einer Unfallverhütungsvorschrift. Dies hat das Landgericht abgelehnt. Die Berufung stützte sich dann auf die DIN 15905-5.

Das OLG Karlsruhe sah zwar grundsätzlich die Verkehrssicherungspflicht des Veranstalters, aber keinen Beweis für deren Verletzung. Eine Umkehr der Beweislast sah es als nicht geboten.

> Eine so weitgehende Ausdehnung der Umkehr der Beweislast ist nicht gerechtfertigt, wenn nicht zumindest eine hohe Wahrscheinlichkeit dafür spricht, dass der Schaden durch eine Verletzung der Verkehrssicherungspflicht hervorgerufen wurde.

Die Frage, ob die DIN 15905-5 in einem Zelt anzuwenden sei, wurde ausdrücklich offen gelassen.

BGH (VI ZR 142/00)

Dieses Urteil wurde im Revisionsverfahren zum eben erwähnten Urteil des OLG Karlsruhe gesprochen. Bei einer Revision wird keine neue Beweisaufnahme durchgeführt. Die Revisionsinstanz (hier der BGH) prüft das Urteil, ob es rechtsfehlerfrei ergangen ist. Wenn dies nicht der Fall ist, dann gibt es zwei Möglichkeiten: Wurde ein Fehler in der Beweisaufnahme festgestellt, dann wird das Verfahren an das ursprünglich entscheidende Gericht zurückverwiesen. Ist die Beweisaufnahme bezüglich der erhobenen Beweise korrekt, wurde dann aber das Recht falsch angewandt, dann entscheidet die Revisionsinstanz gleich selbst.

Die Revision vor dem BGH hatte Erfolg, der Fall wurde an das OLG Karlsruhe zurückverwiesen. Dies fällte jedoch dann kein Urteil mehr, mutmaßlich haben die Parteien einen außergerichtlichen Vergleich geschlossen.

Neben dem Auftrag, mittels eines Gutachters prüfen zu lassen, ob diese Norm auch in einem Zelt anzuwenden sei, präzisierte der BGH den Umfang der Verkehrssicherungspflicht und die sich daraus ergebende Frage der Beweislast:

> Im Ansatzpunkt zutreffend geht das Oberlandesgericht von einer Pflicht des Konzertveranstalters aus, Konzertbesucher vor Gehörschäden durch übermäßige Lautstärke der dargebotenen Musik zu schützen.

Die Formulierung *im Ansatzpunkt zutreffend* dürfte als Hinweis zu verstehen sein, dass das Revisionsgericht von den weiteren Feststellungen des OLG Karlsruhe nicht viel gehalten hat.

> Das Berufungsgericht verkennt jedoch den Umfang der dem Beklagten obliegenden Verkehrssicherungspflicht. Es will eine Verletzung dieser Pflicht offenbar erst annehmen, wenn ein übermäßiger Schalldruck festgestellt werden kann. Dem liegt ein zu enges Verständnis der Verkehrssicherungspflicht zugrunde. Auch Maßnahmen, die geeignet sind, eine gesundheitsgefährliche Lautstärke der Musik aufzuzeigen, können insbesondere Bestandteil der notwendigen Vorkehrungen zum Schutz der Konzertbesucher vor Schädigungen und damit Gegensatz der Verkehrssicherungspflicht der Veranstalter sein.
>
> Der Umfang der Verkehrssicherungspflicht wird freilich nicht allein durch DIN-Normen bestimmt. Wie jeder, der eine Gefahrenquelle für andere eröffnet, hat auch der Veranstalter einer Musikdarbietung grundsätzlich selbständig zu prüfen, ob und welche Sicherungsmaßnahmen zur Vermeidung von Schädigungen der Zuhörer notwendig sind; er hat die erforderlichen Maßnahmen eigenverantwortlich zu treffen, auch wenn gesetzliche oder andere Anordnungen, Unfallverhütungsvorschriften oder technische Regeln wie DIN-Normen seine Sorgfaltspflichten durch Bestimmungen über Sicherheitsmaßnahmen konkretisieren.

Im Zuge der sogenannten *Deregulierung* werden zunehmend keine Regelungen für den Einzelfall mehr erstellt (der Gesetzgeber käme hinter der technischen Entwicklung auch nicht mehr hinterher), sondern es werden Schutzziele formuliert und Verantwortlichkeiten zugewiesen. Die Verantwortlichen haben dann selbst zu schauen, wie sie die Schutzziele erreichen („grundsätzlich selbstständig prüfen", „Maßnahmen eigenverantwortlich treffen").

> Solche Bestimmungen enthalten im allgemeinen keine abschließenden Verhaltensanforderungen gegenüber den Schutzgütern. Sie können aber regelmäßig zur Feststellung von Inhalt und Umfang bestehender Verkehrssicherungspflichten herangezogen werden. Das gilt insbesondere auch für die auf freiwillige Beachtung ausgerichteten Empfehlungen in DIN-Normen des Deutschen Instituts für Normung e. V. Diese spiegeln den Stand der für die betreffenden Kreise geltenden anerkannten Regeln der Technik wider und sind somit zur Bestimmung des nach der Verkehrsauffassung zur Sicherheit Gebotenen in besonderer Weise geeignet.

In diesem Absatz stellt der Bundesgerichtshof dar, dass Normen als anerkannte Regeln der Technik besonders geeignet sind, Inhalt und Umfang von Verkehrssicherungspflichten zu konkretisieren. Es reicht aber nicht aus, einfach alle Normen (und Gesetze, Verordnungen, berufsgenossenschaftliche Schriften ...) zu beachten, da diese *keine abschließenden Verhaltensanforderungen gegenüber den Schutzgütern enthalten.*

> Die DIN 15905 Teil 5 betrifft nach ihrem Urteil „Maßnahmen zum Vermeiden einer Gehörgefährdung des Publikums durch hohe Schalldruckpegel bei Lautsprecherwiedergabe“. Sie beinhaltet nicht nur, wie das Berufungsgericht meint, eine Dokumentationspflicht. Ihre weiteren Regelungen könnten vielmehr – worauf die Revision zutreffend hinweist – dahin zu verstehen sein, daß die Messung des Beurteilungspegels den Veranstalter in die Lage versetzen sollte, die „zum Vermeiden einer Gehörgefährdung entsprechenden Maßnahmen zu ergreifen“ (Ziff. 4.5 Abs. 3 der DIN 15905 Teil 5).
>
> Diese DIN-Norm könnte sich damit als eine technische Regel erweisen, die eine (auch fortlaufende, vgl. Ziff 2, 3) Messung des Beurteilungspegels vorsieht, um ein als gesundheitsgefährdend angesehenes Überschreiten des Grenzwertes für den Schalldruck (vgl. Ziff 1 Abs. 3, 3) möglichst zu vermeiden (vgl. Ziff 4.5 Abs. 3). Sie umfaßt bei einem solchen Verständnis die Pflicht des Musikveranstalters, durch Lärmpegelmessungen in näher bezeichneter Weise, sowie durch deren Aufzeichnung oder Anzeige eine rechtzeitige Herabsetzung des Schalldruckpegels zu ermöglichen und so das in seiner Macht Stehende, zum Schutz der Konzertbesucher vor Gehörschäden durch Überschreitung des Grenzwertes für den Beurteilungspegel, wahrzunehmen.
>
> In diesem Fall wäre der Beklagte seiner Verkehrssicherungspflicht nicht nachgekommen, wenn er nur gelegentliche Messungen mit einem Handmeßgerät, statt in der von der technischen Regel vorgesehenen Weise hat durchführen lassen.

Hier führt der Bundesgerichtshof aus, dass die normgerechte Messung, also die Messung nach DIN 15905-5 erforderlich ist, um der Verkehrssicherungspflicht nachzukommen, und dass gelegentliche Messungen mit einem Handmessgerät nicht ausreichen.

> Käme hiernach ein Verstoß des Beklagten gegen eine aus der DIN-Norm abzuleitende Verkehrssicherungspflicht in Betracht, könnte ein Beweis des ersten Anscheins dafür sprechen, daß Schädigungen in örtlichem und zeitlichem Zusammenhang mit der Verletzung der Verkehrssicherungspflicht durch den Pflichtenverstoß verursacht sind. Dem beklagten Veranstalter bliebe die Erschütterung des Anscheinsbeweises vorbehalten; er könnte insbesondere dartun, daß die Schäden nicht auf die Verletzung der DIN-Norm zurückzuführen sind.

Hier haben wir mit dem *Beweis des ersten Anscheins* und der Möglichkeit des Beklagten, den Anscheinsbeweis zu erschüttern, die klassische Beweiserleichterung. Unter Verzicht auf viel juristische Eleganz könnte man das komplette Urteil auf den simplen Satz *Normgerechte Messung, sonst Beweislastumkehr* reduzieren.

OLG Koblenz (5 U 1324/00)

Das Urteil des OLG Koblenz folgte zwar zeitlich der BGH-Entscheidung, nicht jedoch inhaltlich: Statt der DIN 15905-5 wurden die Regelungen aus dem Arbeitsschutz zur Grundlage gemacht. Da im gesamten Urteilstext kein Hinweis auf diese technische Regel zu finden ist, liegt die Vermutung nahe, dass keiner der Prozessbeteiligten die DIN 15905-5 oder das Urteil des BGH gekannt hat.

Interessant an diesem Fall – 13 Jahre alte Geschädigte nach dem Konzert einer Boy-Group – sind somit lediglich die Passagen zur Mithaftung des Hallenbetreibers und der Techniker. Die Mithaftung des Hallenbetreibers wird klar bejaht:

> Die Beklagte zu 1 (Betreiber der Versammlungsstätte, Anm. d. Verf.) hat jedenfalls deshalb für den Schaden der Klägerin einzustehen, weil sie durch die Bereitstellung eigener Räume bewusst ermöglichte, dass das erkennbar auf große Lautstärken angelegte Konzert stattfinden konnte, ohne gleichzeitig ausreichende Sicherungsvorkehrungen zu treffen.
>
> ...
>
> Die Beklagte zu 1 ließ den Dingen letztlich nur ihren Lauf.

Eine Haftung der Techniker wird zumindest im Außenverhältnis nicht gesehen:

> Es entlastet die Beklagte zu 2 (Veranstalter) nicht, dass sie, wie sie behauptet, die Musikanlage nach den Vorgaben der „Boy-Group" nicht selbst, sondern durch die Firma H... aufbauen ließ, die als erfahren und sachkundig galt, und sich, was die Beschallungstechnik anbelangt, auf die technische Konzeption der H... & P... GbR stützen konnte.

LG Nürnberg-Fürth (6 O 4537/03)

Am sogenannten Bon-Jovi-Urteil sind insbesondere die Passagen zur Übertragung der Verkehrssicherungspflicht interessant – die Beklagten hatten erklärt, diese an den Tontechniker von Bon Jovi übertragen zu haben. Die Ausführungen des LG Nürnberg-Fürth basieren auf einer Entscheidung des BGHs zu einem anderen Fall und können somit als gesicherte Rechtsprechung betrachtet werden:

> Beide Beklagten waren Veranstalter des in Rede stehenden Konzertes und gegenüber den Konzertbesuchern verkehrssicherungspflichtig.
>
> ...
>
> Die Beklagten selbst haben ... keinerlei Maßnahmen getroffen, die geeignet waren, um die ihnen obliegenden Verkehrssicherungspflichten zu erfüllen. Die Beklagten berufen sich auf die Übertragung der ihnen obliegenden Verkehrssicherungspflichten auf einen Dritten. Dieser Einwand bleibt ohne Erfolg.

Der erwähnte Dritte war der Tontechniker von Bon Jovi. Möglicherweise war es schon keine gute Idee, die Verkehrssicherungspflicht auf eine Person übertragen haben zu wollen, die für einen deutschen Richter dann nicht greifbar ist.

> Die Übertragung der Verkehrssicherungspflicht auf einen Dritten ist zwar grundsätzlich zulässig. Sie bedarf jedoch klarer Absprachen, die die Sicherung der Gefahrenquelle zuverlässig garantieren. Erst dann verengt sich die Verkehrssicherungspflicht des ursprünglich allein Verantwortlichen auf eine Kontroll- und Überwachungspflicht (BGH NJW 1996, 2646).
>
> Im Falle der wirksamen Übertragung der Verkehrssicherungspflicht hätten sich die Sorgfaltspflichten der Beklagten auf die Auswahl und Überwachung des Dritten verengt. Bei der Auswahl des Dritten hat sich der Geschäftsherr – hier die Beklagten – zu überzeugen, dass der Dritte die Fähigkeiten, Eignung und Zuverlässigkeit besitzt, die zur Erfüllung der übernommenen Verpflichtung erforderlich ist.

> Die Beklagten haben die ihnen im Rahmen der Verkehrssicherungspflicht obliegende Überwachung an die Musiker bzw. deren Tontechniker und damit auf die Gefahrenquelle selbst übertragen. Der ausgewählte Dritte war daher aufgrund seiner Stellung als „Lärmverursacher“ bzw. als in deren Lager Stehender schon objektiv nicht geeignet, die den Beklagten obliegende Verkehrssicherungspflicht zu erfüllen.

Die Voraussetzung für die Übertragung der Verkehrssicherungspflicht auf einen Dritten sind hier:

- Auswahl eines Dritten, der befähigt, geeignet und zuverlässig ist.
- Klare Absprachen, welche die Sicherung der Gefahrenquelle „zuverlässig garantieren“. Das wird quasi immer eine schriftliche Vereinbarung sein, in der explizit drinsteht, dass eine Verkehrssicherungspflicht übertragen werden soll.
- „Kontrolle und Überwachung“, wie auch immer sich das voneinander abgrenzt.

Dies und das „Lagerdenken“ des Gerichts legen es nahe, sich für solche Aufgaben der Hilfe unabhängiger und entsprechend spezialisierter Fachfirmen zu bedienen. Wo das wirtschaftlich nicht darstellbar ist, sollte zumindest dafür Sorge getragen werden, dass nicht der Tontechniker am FOH auch noch die Verkehrssicherungspflicht wahrnehmen soll.

LG Hamburg (318 O 281/02)

Das Urteil des LG Hamburg – Schädigungsfall war ein Rockkonzert in einer Hamburger Diskothek 2001 – hinterlässt einen zwiespältigen Eindruck. Einerseits stellt das Gericht klar, dass eine Haftung des Veranstalters nicht gegeben sei, wenn der Richtwert nach DIN 15905-5 eingehalten wird, und weist die Klage folgerichtig ab. Hier trägt das Urteil zur Rechtssicherheit bei.

> Der Bundesgerichtshof hat in seinem Urteil vom 13.2.2001 als Maßstab für die Beurteilung der Rechtsfrage, worin die Verpflichtung eines Konzertveranstalters zum Schutz des Konzertpublikums vor übermäßiger und gesundheitsgefährdender Lautstärke durch die Musikdarbietung besteht, die DIN 15905 Teil 5 herangezogen. Diese Entscheidung hatte ein Konzert zum Gegenstand, welches in einem Zelt veranstaltet worden ist. Für das vorliegende Konzert in einer großstädtischen Diskothek im Hamburger Innenstadtbereich gelten keine anderen Beurteilungskriterien.

> Dies hat zur Folge, dass ein Konzertveranstalter, welcher die sich aus der DIN 15905 Teil 5 ergebenden Verpflichtungen einhält, wegen etwaiger bei den Konzertbesuchern eintretenden Lärmtraumen nicht auf Schadensersatz in Anspruch genommen werden kann.

Die Einhaltung der Grenzwerte wurde hier mittels eines Gutachtens festgestellt, das nicht überzeugt: Jahre nach dem Konzert untersucht der Gutachter die (angeblich unveränderte) Beschallungsanlage und stellt fest, dass ein Dauerschallpegel von 97 dB am lautesten Punkt nicht hätte überschritten werden können. Da ohne Kenntnis des Signals nicht auf einen Dauerschallpegel geschlossen werden kann, dürfte bei Richtigkeit dieser Behauptung der Maximalpegel am lautesten Punkt der Diskothek 97 dB nicht überschreiten. Dabei ist zu berücksichtigen, dass zwar Limiter eingesetzt wurden, diese aber nur auf den Schutz der Lautsprecher justiert wurden. Der Pegel von 97 dB wurde dergestalt ermittelt, dass ein Signal in die Anlage eingespeist und ermittelt wurde, ab wann Verzerrungen auftreten.

> Das Gericht folgt dem Sachverständigen in seiner Annahme, dass die Anlage während der Konzertdarbietungen nicht in einem Bereich übersteuert worden ist, in welchem Langverzerrungen (vielleicht sind Klangverzerrungen gemeint, Anm. d. Verf.) der Musikdarbietung hörbar geworden wären.
>
> Denn es kann nicht davon ausgegangen werden, dass zum Zweck der Beeindruckung des Konzertpublikums mit lauter Musik die Tontechniker der Musikgruppe es hingenommen haben könnten, dass die Musikdarbietung in ihrem Klang verzerrt werden würden. Denn dies hätte sicher auch ein durch große Lautstärke der Musik beeindrucktes Konzertpublikum nicht kritiklos hingenommen. Es hätte dem Renommee der Musikgruppen geschadet ....

AG Meschede (6 C 411/13)

Seit den Urteilen zwischen 2001 und 2004 ist die Rechtslage grundsätzlich geklärt. Manche Branchenverbände empfehlen ihren Mitgliedern, alle Schadensersatzbegehren gleich außergerichtlich zu klären, nicht dass durch weitere Urteile Besucher auf die Möglichkeit solcher Klagen hingewiesen werden. Das hier vorliegende Urteil bezieht sich auf eine Karnevalsveranstaltung mit kostenlosem Eintritt. Von daher kann angenommen werden, dass hier kein professioneller Veranstalter tätig geworden ist.

Geklagt hatten fünf Personen, vier Klagen hatten Erfolg (Schmerzensgeld und die Feststellung, dass die Beklagte für künftige materielle und immaterielle Folgeschäden aufzukommen habe), in einem Fall wurde nicht rechtzeitig ein entsprechendes Gutachten eines Ohrenarztes vorgelegt und die Klage deshalb abgewiesen:

> Die Klage der Klägerin zu 2) ist hingegen unbegründet.
>
> ...
>
> Insoweit kann dahinstehen, ob der Beklagte seine Verkehrssicherungspflicht verletzt hat, da die Klägerin zu 2) jedenfalls nicht substantiiert dargelegt hat, dass sie im zeitlichen Zusammenhang mit der Karnevalsveranstaltung einen Hörschaden erlitten hat. Das von der Klägerin eingereichte ärztliche Attest bezieht sich lediglich auf die Behandlung vom 18.03.2013 bis zum 19.04.2013, einem Zeitpunkt, der über vier Wochen nach der streitgegenständlichen Karnevalsveranstaltung liegt. Trotz Aufforderung des Gerichts hat die Klägerin zu 2) binnen der am Schluss der mündlichen Verhandlung vom 20.03.2015 gesetzten Frist kein ärztliches Attest vorgelegt, das im engen zeitlichen Zusammenhang mit der Karnevalsveranstaltung steht. Das mit Schreiben vom 24.03.2015 eingereichte Attest bezog sich wiederum nur auf den Zeitraum ab dem 18.03.2013. Der Umstand, dass in dem ärztlichen Attest erwähnt wird, dass die Klägerin zu 2) unmittelbar nach der Karnevalsveranstaltung beim Arzt gewesen sei und dort in Hörschaden diagnostiziert worden sein soll, führt zu keiner abweichenden Beurteilung, da dies lediglich die gegenüber dem Arzt gemachten Angaben der Klägerin zu 2) und ihrer Mutter wiedergibt.

Ansonsten bezieht sich das Urteil teilweise auf die hier bereits erwähnten Urteile des BGH und des LG Nürnberg-Fürth.

Fazit der Rechtsprechung

Die Rechtsprechung siedelt auch bei einem Gehörschaden die Verkehrssicherungspflicht klar beim Veranstalter und ggf. beim Hallenbetreiber an. Diese sollten auf jeden Fall eine normgerechte Messung durchführen oder durchführen lassen, andernfalls haben sie sowohl bei berechtigten als auch bei unberechtigten Ansprüchen sehr geringe Chancen. Eine gewisse Missbrauchsanfälligkeit ist dabei nicht von der Hand zu weisen, insbesondere vor dem Hintergrund, dass solche Angelegenheiten inzwischen meist per Vergleich bereinigt werden.

3 DIN 15905-5 in der Praxis

3.1 Interview mit Horst Mühlberger und Andreas Ohm

Horst Mühlberger (HM), ist seit der Eröffnung der Jahrhunderthalle als Hauptspielort für die Ruhr-Trienale im Jahr 2003 technischer Leiter, seit einigen Jahren auch Bereichsleiter für die Technik aller Spielstätten der Bochumer Veranstaltungs-GmbH.

Andreas Ohm (AO) ist Fachkraft für Veranstaltungstechnik bei der Bochumer Veranstaltungs-GmbH und Sachkundiger für Schallpegelmessungen nach DIN 15905-5.

HM: Die Ruhr-Trienale ist ein internationales Musik-Theater-Festival, das im Sommer der alleinige Nutzer der Jahrhunderthalle ist. Die Jahrhunderthalle war die „Kraftzentrale“ der Stahlindustrie, die es hier mal in Bochum gab, also solche war sie bis 1965 in Betrieb. 2001/2002 wurde die Jahrhunderthalle saniert, um als Spielort zu dienen. Wir haben damals ein „technisches Rückgrat“ eingebaut, um die Belange die Ruhr-Trienale optimal zu berücksichtigen. Es gibt hier eine sehr umfangreiche Tonanlage, mit der wir alle drei Hallen, die es gibt, bespielen können. Die Hallen selbst haben ein akustisches Treatment von Müller-BBM erfahren, und hat „verbrieft“, auch von den Berliner Philharmonikern und anderen, die schon hier waren, eine Konzertsaal-Akustik, mit Nachhallzeiten, die ideal sind für Musiktheater-Veranstaltungen. Wir können hier Veranstaltungen mit philharmonischen Orchestern machen, wir können hier aber auch Rave-Veranstaltungen mit bis zu 4000 Gästen machen. Das heißt, die Basis der Halle ist akustisch auf einem sehr hohen Niveau.

Wenn die Philharmoniker spielen, ist die Lärmbelastung des Publikums wohl ein untergeordnetes Problem, bei einer Rave-Veranstaltung mag das schon anders aussehen. Ab wann ist das Thema hier interessant geworden, wie ist man das angegangen?

HM: Das Thema ist eigentlich schon immer interessant. Es hat ja in den Jahren, bevor es die Norm gab, auch ständig Diskussionen gegeben, wie laut ist laut genug, wie laut ist zu laut, es gab ein recht umfangreiches Beschwerde-Management mit Zuschauern, den einen war es zu laut, den anderen manchmal zu leise. Die Diskussion war ja schon immer da. Und als 2007 die Version 1 der DIN 15905-5 herauskam (*Anmerkung des Autors: Streng genommen war es schon die zweite Version, die erste Version war aber für die Praxis relativ un-*

tauglich und wurde von der Branche auch gründlich ignoriert), waren zunächst auch sehr viele Emotionen im Spiel, aber man kann durchaus sagen, dass, seitdem diese Norm erschienen ist und seitdem sie Anwendung findet, hat das zumindest im professionellen Bereich die Situation sehr beruhigt. Dem Kollegen am Mischpult und den Betreibern hat das eine gemeinsame Basis geschaffen, auf die man sich verständig hat, und von der sich herausgestellt hat, dass es für beide Bereich funktioniert.

Beide Bereich heißt hier ...

HM: Für den Künstler, der dem Publikum auch ein körperliches Musikerlebnis verschaffen möchte, dass es aber auch für den Betreiber funktioniert, und letztlich auch für den Veranstalter, der in der Verkehrssicherungspflicht gegenüber dem Publikum ist.

Wie wird das konkret hier im Haus umgesetzt?

AO: Da komme ich ins Spiel. Mein Name ist Andreas Ohm, ich bin Fachkraft für Veranstaltungstechnik bei der Bochumer Veranstaltungs-GmbH seit etlichen Jahren. Wir handhaben das so, dass bei jeder öffentlichen Veranstaltung, bei der abzusehen ist, dass es keine reine Sprachbeschallung ist, gemessen wird. Mein Job ist es dabei, das System einzurichten und die Messung durchzuführen.

HM: Andreas ist Sachkundiger für Schallpegelmessungen nach DIN 15905-5. Im Arbeitsbetrieb deklinieren wir das sehr klar durch. Wir haben ja jetzt vom Betreiber aus nicht das Recht, die Mischer „in die Parade zu fahren", sondern der Mischer hat ja einen Vertrag mit dem Veranstalter, und wir haben einen Vertrag mit dem Veranstalter. Der Tontechniker am Mischpult, der ja praktisch die Macht hat über die Lautstärke, der bekommt eine Anzeige hingestellt und sieht, was er tut. Viele bringen ein Messgerät auch schon selbst mit, Tourproduktionen kommen immer öfter „mit eigenem Besteck" und richten das selbst mit ein.

Wenn die zulässigen Pegel überschritten werden, was ja nicht mehr so häufig vorkommt, dann gibt es eine entsprechende Kommunikation zum Tontechniker, und diese handeln dann in der Regel auch.

Wenn eine Produktion ihre eigene Messtechnik mitbringt, wird dann noch mal parallel von der Halle gemessen, oder vertraut man darauf, dass das stimmt?

AO: Nein, wir messen immer mit. Ich kann mich ja nicht auf sein Gerät und seine Messung verlassen. Aber ich weiß, dass die Messung, die ich eingerichtet habe, und dass das Mikrofon, das ich kalibriert habe, dass das richtig ist, und das ist ausschlaggebend.

Wie hoch ist der Anteil der Tontechniker, die komplett unkooperativ sind?

AO: Der Anteil ist bei uns null, dass hängt aber auch damit zusammen, dass wir seltenst Veranstaltungen haben, bei denen wir „in extreme Sphären abgehen". Wir sind ja keine Halle, in der vor allem Rockbands spielen. Bei uns funktioniert das recht problemlos, das liegt aber auch daran, dass schon vorher beim Soundcheck eine entsprechende Kommunikation stattfindet.

HM: Ab einem bestimmen professionellen Niveau, das höre ich auch in Rückmeldungen von Kollegen, hat sich das ab 2007 zu einem Arbeitsthema entwickelt, und das führe ich tatsächlich auf die Norm zurück.

AO: Man hat einen gemeinsamen Maßstab, den man anlegt. Man weiß, worüber man redet, die Grenzen kennt eigentlich jeder, der am Pult sitzt, da braucht man nicht zu diskutieren.

HM: Das ist ja auch Teil der Ausbildung der Fachkräfte. Die wissen das alle. Es gibt sicherlich eine Ebene darunter, die „schwierig" ist. Wir haben hier in der Halle die professionellen Veranstaltungen. Daneben betreuen wir noch zwei Freilichtbühnen, da kann das schon mal problematisch werden. Also sagen wir mal einen Karnevalsverein, wo jemand jemanden kennt, der da spielt. Diese Leute einzufangen und auf Spur zu bringen ist tatsächlich immer noch Arbeit. Aber das ist dann auf allen Ebenen Arbeit, nicht nur beim Schallpegel, sondern zum Beispiel auch beim Bühnenaufbau, bei der Bestuhlung und so weiter.

Bei diesen Freilichtbühnen, wie wird dort das Thema umgesetzt? Auch mit Messung?

AO: Auf unserer Seite zwangsläufig immer mit Messung. Und wenn man den Künstlern das sagt und erklärt, dann funktioniert das auch. Und: Die zulässigen Pegel, die wir da haben, das ist ja nicht leise. Wenn ich die Werte ausreize, dann ist das schon ein ordentlicher Pegel. Die Situation, dass das nicht funktioniert, tritt dann nur bei extremen Bands auf, die Pegel fahren wollen, die jenseits von Gut und Böse liegen. Das habe ich vorhin gemeint, dass wir da seltenst ran kommen.

HM: Aber auch damit muss man irgendwie umgehen können. Es gibt da eine Band, die hatten wir mal hier zu Gast, die wurde über die Ruhr-Trienale gebucht, die firmiert auf ihrer Homepage mit „wir sind die lauteste Band der Welt". Für die ist das natürlich kein Thema, weil die das im Label führen. Jetzt haben die natürlich kein Berufsverbot. Was ist jetzt meine Handlungsebene als Technischer Leiter, oder welche Verantwortung kann ich meinen Leuten übertragen in dem Kontext? Der Veranstalter hat die gebucht, die firmieren unter dem Label „lauteste Band der Welt", das Publikum kommt genau deswegen dorthin.

Wir haben da immer zwei Ebenen: Das eine ist das Publikum, das andere sind unsere Mitarbeiter. Wir haben dann für diese Geschichte zusammen mit dem Veranstalter eine Gefährdungsbeurteilung gemacht, und haben dann gesagt: In einer Location, in der fast kein Licht ist, die mit Nebel beaufschlagt ist, und in der es per Definition zu laut ist, kann ich sowieso kein Bier verkaufen. Damit haben wir das Catering aus der Location raus verlegt. Die hätten ohnehin ihre Arbeit nicht machen können, weil sie den Gegenüber nicht verstanden hätten. Dann gab es noch die Mitarbeiter an den Tonpulten und an den Lichtpulten, die da drinbleiben mussten, die hatten ihren Gehörschutz. Die Tontechniker angepassten Gehörschutz, alle anderen mit den üblichen Stöpseln.

Das Publikum haben wir deutlich darauf hingewiesen, dass es in der Halle zu laut wird. Es wurde dann auch zu laut. Irgendwann haben wir dann am FOH runter geregelt, weil schon das Monitoring, das von der Bühne runterkam, deutlich zu laut war. Die Musik selbst war „ihr eigener Mittelwert", also ohne jegliche Dynamik. Und nach dem Konzert kam dann das Publikum aus der Halle, viele mit leuchtenden Augen, „das geilste Konzert seit Langem". Ist krank, aber es war wirklich so. Und die waren mörderlaut.

Das ist dann immer die Frage, wo ist meine „Handlungsebene" als Techniker. Es wird ja immer der Verantwortliche gesucht.

Wie weit hat man hier als Techniker die Rückendeckung vom Management der Halle?

AO: Also ich sag mal so: Wenn ich als Techniker ein Problem feststelle, dann melde ich das weiter und handele dann nach Anweisung. Und da haben wir immer eine Lösung gefunden. Wir haben noch kein Konzert abgebrochen.

HM: Wir schauen uns im Vorfeld an, welche Künstler kommen. So ein Problem fällt ja nicht vom Himmel. Wenn eine Band kommt, die als lauteste Band der Welt firmiert, dann weiß man das ja vorher. Man hat die ja auch aus einem bestimmten Grund gebucht. Und dann muss man mit dem Veranstalter in den Dialog gehen. Wir als Betreiber: Dürften wir die Veranstaltung abbrechen? Müssten wir die Veranstaltung abbrechen. Wir lassen es gar nicht so weit kommen, dass man diese Frage an dem Abend diskutieren muss.

AO: Und Rückendeckung habe ich allemal. Das ist nicht so, dass das Problem auf mich als Messenden abgeschoben wird.

Gibt es sonst noch Tipps, die Sie der Branche an die Hand geben können?

HM: Also ein Tipp, der für uns und unseren Ablauf hilfreich war: Wir fragen nicht, wir messen immer. Wir überlegen nicht vorher, könnte das zu laut werden, sondern wir messen einfach immer. Und seit wir das etabliert haben, irgendwann zwischen 2007 und 2010, bekommen wir auch keine Beschwerden mehr, dass es zu laut gewesen sei – davor hatten wir das regelmäßig, nach jedem Konzert gab es damals Beschwerden.

Wir haben auch identifiziert bei unserer täglichen Arbeit, die Bühnenveranstaltungen, die „großen Sachen", das hat man ja immer im Fokus. Wir haben dann relativ schnell festgestellt, dass die After-Show-Party nach der Tagung, die dann noch mal irgendwo im Foyer stattfindet, und solche Sachen, dass das eine andere Liga ist, wo dann ein DJ gebucht wird, den man so kennt, der dann vielleicht auch wieder ein anderes Verständnis von „laut" hat. Das ist eine Ebene, die man auch beachten muss. Es kommt vor, dass auf der Bühne alles im Rahmen ist, und dann im Foyer Pegel gefahren werden, wo die Leute einfach nur noch heimgehen.

Da hat uns dann letztlich auch, um da Diskussionen zu vermeiden, die Anschaffung eines kleinen wirksamen Gerätes geholfen, das der Hersteller „Idiotenbremse" genannt hat. Das ist sehr hilfreich bei den Sachen, wo man gar nicht mehr mit eigenem Personal und eigener Messung vor Ort sein möchte.

AO: Ich versteck' die immer.

HM: Wir verstecken die immer, und die hat noch jeden innerhalb von Minuten konditioniert.

AO: Es findet inzwischen aber auch immer mehr ein Umdenken statt: Dass es vielen wichtiger ist, dass ein System sehr gut klingt, und Lautstärke muss nicht gleichbedeutend sein mit Klang.

Herr Mühlberger, Herr Ohm, ich danke für das Gespräch.

3.2 Messung von Schallpegeln

Einen Schallpegelmesser einzuschalten und einen Wert abzulesen, ist nicht weiter schwierig. Eine Schallpegelmessung ist das jedoch schon. In diesem Kapitel sollen deshalb die grundlegenden Begriffe für das Messen von Schallpegeln vermittelt werden. Es richtet sich vor allem an Einsteiger in diese Thematik.

3.2.1 Kleine Einführung in die Akustik

3.2.1.1 Was ist Schall?

Unter Schall versteht man Schwingungen, die vom menschlichen Gehör wahrgenommen werden können. Es ist zu unterscheiden zwischen Luftschall, Flüssigkeitsschall und Körperschall. Auf dem Weg von der Schallquelle zum Gehör können verschiedene Arten des Schalls vorliegen, auf der letzten Strecke bis zum Trommelfell liegt jedoch fast immer Luftschall vor.

Von Schall spricht man bei Frequenzen von 20 Hz bis 20 kHz. Bei tieferen Frequenzen spricht man von Infraschall, bei höheren Frequenzen von Ultraschall. Ein junges, ungeschädigtes Gehör nimmt Frequenzen bis etwa 20 kHz wahr, mit dem Alter und mit der Belastung des Gehörs durch Lärm sinkt jedoch die obere Grenzfrequenz.

Bei den Schwingungen handelt es sich um Änderungen des Luftdrucks, die den statischen Luftdruck überlagern und sich als Transversalwellen ausbreiten.

3.2.1.2 Akustische Größen

Bild 1 zeigt die Überlagerung des statischen Luftdrucks mittels einer Schwingung.

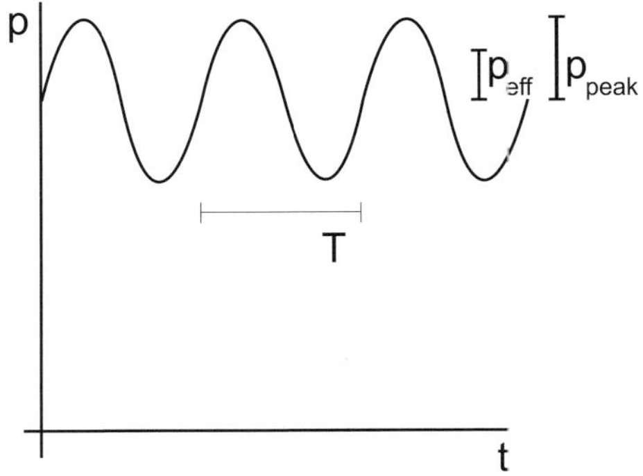

Bild 1: Schallschwingung

Daraus lassen sich die folgenden Größen ersehen:

Periodendauer T

Die Periodendauer T ist die Zeit, die eine Vollwelle der Sinusschwingung andauert. Die Periodendauer wird in Sekunden (s) gemessen.

Frequenz f

Die Frequenz f ist der Kehrwert der Periodendauer T. Die Frequenz wird in Hertz (Hz) gemessen.

$$f = \frac{1}{T}$$

Schall ist als eine Schwingung zwischen 20 Hz und 20 kHz (kilo-Hertz, also 20 000 Hz) definiert.

Schalldruck p

Der Schalldruck p ist der Druck, um den eine Schallwelle vom statischen Luftdruck abweicht. Der Schalldruck wird in Pascal (pa) gemessen. Ein Druck ist eine Kraft pro Fläche, ein Pascal ist somit auch 1 N/m^2.

Beim Schalldruck gibt es den Effektivwert p_{eff} und den Spitzenwert p_{peak}. Bei sinusförmigen Schwingungen besteht dabei der folgende Zusammenhang:

$$p_{eff} = \frac{1}{\sqrt{2}} p_{peak}$$

Am Rande: Wäre Bild 1 linear skaliert, dann wäre p_{peak} etwa 25331 pa, das entspräche einen Schallpegel L_{peak} von etwa 182 dB. Übliche Schallpegel sind so gering, dass man sie bei linearer Skalierung in einem Diagramm nicht wahrnehmen würde.

Schalldruckpegel L

Der Schalldruckpegel ist der zehnfache dekadische Logarithmus des Verhältnisses des Quadrates Spitzenschalldrucks p, zum Quadrat des Bezugsschalldruckes p_0, angegeben in dB.

$$L = 10 \cdot \lg \frac{p^2}{p_0^2} = 20 \cdot \lg \frac{p}{p_0}$$

Mathematisch gesehen kann man auf die Quadrate auch verzichten und stattdessen den Faktor 20 statt des Faktors 10 verwenden.

p_0 ist der Schalldruck der sogenannten Hörschwelle: Ab etwa diesem Pegel beginnt ein ungeschädigtes Gehör um den mittleren Frequenzbereich etwas wahrzunehmen.

Bei einem Pegel handelt es sich um ein logarithmisches Maß, die folgende Tabelle möge dies verdeutlichen:

Tabelle 1: Schallpegel und die dazugehörenden Schalldrücke und Schallintensitäten

Schallpegel in dB	Schalldruck in pa (N/m²)	Schallintensität in W/m²
0	0,000 02	0,000 000 000 001
10	0,000 063	0,000 000 000 01
20	0,000 2	0,000 000 000 1
30	0,000 63	0,000 000 001
40	0,002	0,000 000 01
50	0,006 3	0,000 000 1
60	0,02	0,000 001
70	0,063	0,000 01
80	0,2	0,000 1
90	0,63	0,001
100	2	0,01
110	6,3	0,1
120	20	1
130	63	10
140	200	100

Schallintensität J und Schallintensitätspegel L

Aus dem Schalldruck lässt sich die Schallintensität J berechnen, gemessen in W/m²:

$$J = p^2 \cdot H$$

H ist dabei der spezifische Schallwellenmitgang, eine druck- und temperaturabhängige Größe, die bei 20 °C und 1 bar 0,00245 m/Ns beträgt. Auch aus der Schallintensität lässt sich ein Schallpegel berechnen:

$$L = 20 \cdot \lg \frac{J}{J_0}$$

J_0 ist Schallintensität der Hörschwelle, die bei 1 pW/m², also bei 0,000 000 000 001 W/m² liegt. In der Praxis wird der Schallintensitätspegel, zumal außerhalb der unmittelbaren Nahfeldes einer Schallquelle, häufig gleich dem Schalldruckpegel angesehen. Verkürzt werden dann beide Größen als Schallpegel bezeichnet.

3.2.2 Gehörschäden

3.2.2.1 Anatomie des Ohres

Bild 2 zeigt den prinzipiellen Aufbau des menschlichen Gehörs:

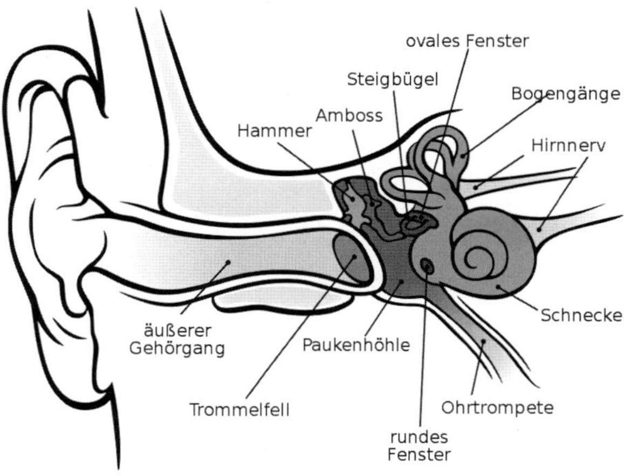

Bild 2: Anatomie des menschlichen Ohres (Wikimedia Commons, lizenziert unter CreativeCommons-Lizenz von Sgbeer)

Das *Außenohr* umfasst insbesondere *Ohrmuschel* und den äußeren Gehörgang. Von dort trifft der Schall auf das *Trommelfell* und wird über die *Gehörknöchelchen* (*Hammer*, *Amboss* und *Steigbügel*) weiter zur *Gehörschnecke* geleitet. Dort wird der Schall dann in Nervenimpulse umgesetzt.

In der Gehörschnecke gibt es die *inneren Haarzellen*, die auf die Wahrnehmung jeweils einzelner Frequenzen spezialisiert sind. Durch Schall werden diese Haarzellen zu Schwingungen angeregt und erzeugen dann elektrische Nervenimpulse.

Es gibt unterschiedliche Möglichkeiten der Schädigung des Gehörs durch Lärm. Bedeutend sind insbesondere

- Schädigung durch einen Schallimpuls über 135 dB. In einem solchen Fall knicken die inneren Haarzellen ab.
- Schädigung durch lange andauernden Lärm über 85 dB. In diesem Fall werden die Haarzellen durch einen Ermüdungsbruch geschädigt.

Um das Gehör zu schützen, muss somit sowohl Impulsschall über 135 dB vermieden werden als auch der Energiegehalt des auf das Ohr eintreffenden Lärms begrenzt werden.

3.2.2.2 Hörschwellenverschiebung nach ISO 1999

Wird ein Gehör durch langanhaltende Lärmbelastung geschädigt, macht sich dies primär durch eine frequenzabhängige Hörschwellenverschiebung bemerkbar. Insbesondere bei Frequenzen um 4 kHz herum wird das Gehör deutlich unempfindlicher – in der Literatur wird dies c5-Senke genannt.

Eine solche Hörschwellenverschiebung ist bei allen Menschen mit zunehmendem Alter zu beobachten. Sie wird überlagert von Schädigungen des Gehörs durch berufsbedingten Lärm und durch Freizeitlärm. Diese Hörschwellenverschiebung ist statistisch recht gut erforscht und in der internationalen Norm ISO 1999 niedergelegt. Damit kann zwar nicht vorhergesagt werden, wie dieser Vorgang bei einem einzelnen Menschen ablaufen kann, das durchschnittliche Verhalten einer größeren Gruppe kann damit jedoch recht präzise vorhergesagt werden, solange nicht externe Effekte wie beispielsweise Freizeitlärm das Ergebnis signifikant verfälschen.

Die Werte aus ISO 1999 hat das Institut für Arbeitsschutz der Deutschen Gesetzlichen Unfallversicherung (BGIA) für einen *Hörverlustrechner* auf Basis von MS Excel verwendet (derzeit unter https://www.dguv.de/ifa/praxishilfen/praxishilfen-laerm/gefaehrdungsbeurteilung-und-unterweisung/software-berechnung-von-hoerschwellenverschiebungen/index.jsp zu finden).

	Eingabe	Eingabebereich	Status
Geschlecht	männlich	◄ auswählen	o.k.
Alter	45	19-60 Jahre	o.k.
Expositionsdauer	25	1 - 40 Jahre	o.k.
$L_{EX,8h}$	90	75-100 dB(A)	o.k.
Perzentil	0,5	◄ auswählen	o.k.

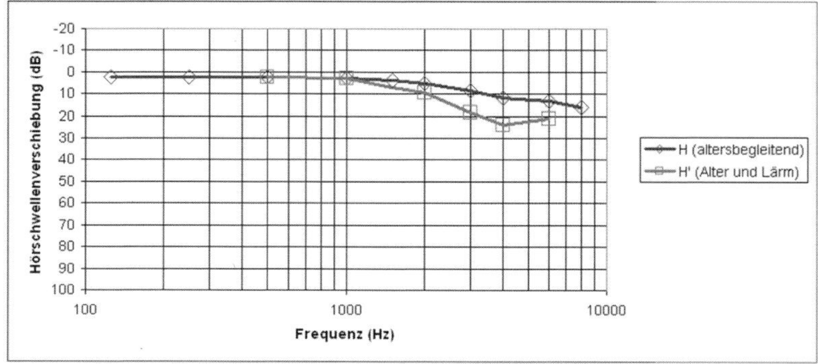

Bild 3: Beispiel für eine Hörschwellenverschiebung

Bild 3 zeigt ein Berechnungsbeispiel aus diesem Hörverlustrechner: Die Gruppe besteht hier aus 45 Jahre alten Männern, die über 25 Jahre einem Lärmexpositionspegel $L_{A,EX}$ von 90 dB ausgesetzt wurden. Das Diagramm zeigt die Hörschwellenverschiebung, die so oder stärker bei 50 % dieser Gruppe auftritt. Zum Vergleich ist die Hörschwellenverschiebung angegeben, die bei einer Gruppe dieses Alters ohne berufliche Lärmexposition zu erwarten wäre.

Tabelle 2: Hörschwellenverschiebung bei 4 kHz
(m, 45 Jahre alt, 25 Jahre Exposition, Perzentiele 0,25 / 0,5 / 0,75)

	Hörschwellenverschiebung bei 4 kHz		
$L_{A,EX}$	**durch Alter**	**durch Alter & Lärm**	**Differenz durch Lärm**
75	21 / 12 / 4	21 / 12	0 / 0
80	21 / 12 / 4	22 / 13 / 6	1 / 1 / 2
85	21 / 12 / 4	27 / 17 / 9	6 / 5 / 5
90	21 / 12 / 4	33 / 24 / 15	12 / 12 / 11
95	21 / 12 / 4	45 / 33 / 24	24 / 21 / 20
100	21 / 12 / 4	59 / 45 / 35	38 / 33 / 31

Tabelle 2 zeigt exemplarisch für einen 45 Jahre alten Mann mit 25 Jahren Lärmexposition, wie sich altersbedingte und beruflich bedingte Hörschwellenverschiebungen in Abhängigkeit von der Lärmexposition entwickeln. Dabei ist zu erkennen, dass ab einer Lärmexposition von 85 dB die Hörschwellenverschiebung überproportional anwächst: Eine Steigerung der Lärmexposition um 5 dB verschiebt die Hörschwelle um mehr als 5 dB – im Extremfall um rund 15 dB. In der LärmVibrationsArbSchV wurde also aus gutem Grund der obere Auslösewert auf 85 dB gesetzt.

3.2.3 Messung

3.2.3.1 Messmikrofone

Um Schall messen zu können, wird ein Messmikrofon benötigt. Es gibt eine Reihe sehr unterschiedlicher Mikrofone, von denen nur einige für solche Messaufgaben geeignet sind.

Druckempfänger

Wenn ein Schalldruck gemessen werden soll, dann muss das Messmikrofon exakt dies aufnehmen und nicht eine andere Größe wie beispielsweise den Druckgradienten. Druckempfänger haben stets die Richtcharakteristik „Kugel", sie nehmen also Schall tiefer Frequenzen aus allen Richtungen gleich stark auf. Zu höheren Frequenzen hin, wenn der Durchmesser des Messmikrofons in die Größenordnung der Wellenlänge des Schalls kommt, wird ein Druckempfänger gegenüber rückwärtig einfallendem Schall unempfindlicher, sodass sich seine Richtcharakteristik zunehmend vom Ideal der Kugel entfernt.

Druckempfänger haben stets die Richtcharakteristik „Kugel", Mikrofone mit anderen Richtcharakteristiken („Niere", „Acht", „Keule") sind definitiv ungeeignet. Es gibt jedoch auch Mikrofone mit der Richtcharakteristik „Kugel" (Doppelmembranmikrofone), die keine Druckempfänger und demnach nicht geeignet sind.

Kondensatormikrofon

Ein Messmikrofon sollte einen möglichst linearen Frequenzgang haben. Dies lässt sich bei erträglichem Aufwand nur mit Kondensatormikrofonen erreichen. Andere Bauprinzipien (Tauchspulenmikrofon, Bändchenmikrofon, Kristallmikrofon, Kohlemikrofon) sind für Messmikrofone ungeeignet.

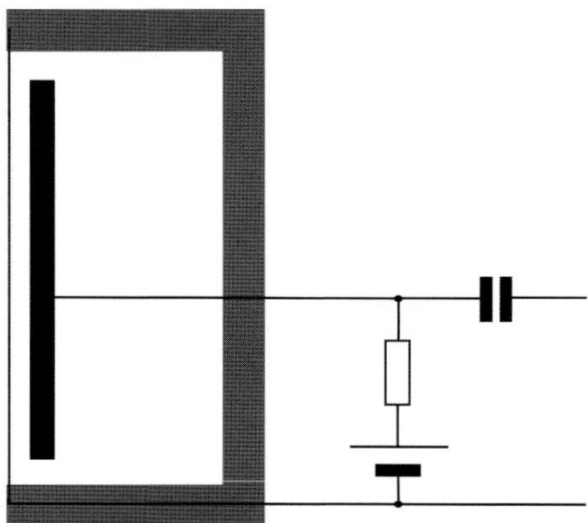

Bild 4: Bauprinzip Kondensatormikrofon

Bild 4 zeigt das Bauprinzip eines Kondensatormikrofons: Vor einer Mikrofonkammer ist eine dünne Metallfolie oder leitfähige Kunststofffolie als Membran gespannt. Unmittelbar hinter dieser Membran (der Abstand in Bild 4 ist nicht maßstabsgetreu) ist eine Gegenelektrode angebracht. Diese wird entweder – wie hier – mit einer externen Spannung polarisiert (üblich sind hier 200 V), oder man verwendet als Gegenelektrode ein sogenanntes Elektret (in Datenblättern häufig als *prepolarized* bezeichnet).

Membran und Gegenelektrode bilden nun einen Kondensator. Trifft nun Schall auf diese Membran, versetzt er diese in Schwingungen. Diese Schwingungen lassen sich als sehr kleine Wechselspannung abgreifen, die möglichst nah an der Mikrofonkapsel verstärkt werden sollte. Das Gehäuse der Mikrofonkapsel ist mit einer minimal dünnen Bohrung versehen, damit der Innendruck in der Kapsel dem atmosphärischen Dauerdruck folgen kann.

Für Kondensator-Messmikrofone gibt es genormte Durchmesser, die gängigste Größe ist 1/2", daneben sind auch 1" für Messungen sehr geringer Schallpegel sowie 1/4" und 1/8" für die Messung sehr hoher Schallpegel gebräuchlich.

3.2.3.2 Zeitbewertung

Abgesehen vom Kalibrieren messen wir fast nie konstante Schallpegel, sondern sich laufend verändernde Größen. Der Momentanwert eines Schallpegels ist in jedem Moment anders. Um bei einem Schallpegelmesser überhaupt Werte ablesen zu können, müssen die Momentanwerte über einen gewissen Zeitraum gemittelt werden.

Zeitbewertungen

Zeigt ein Schallpegelmesser einen Momentanwert an, so wird dieser mit einer Zeitbewertung geglättet:

- Die Zeitbewertung F (fast, schnell) hat eine Mittelungszeit von 125 ms.
- Die Zeitbewertung S (slow, langsam) hat eine Mittelungszeit von 1 s.
- Bei der Zeitbewertung I (Impuls) steigt der Anzeigewert schnell an, er läuft jedoch mit maximal 3 dB pro Sekunde zurück. Impulse werden somit deutlich stärker gewichtet.

Schon günstige Schallpegelmesser lassen sich üblicherweise zwischen *fast* und *slow* umschalten.

Maximalpegel L_{max}

Der Maximalpegel ist der größte Wert des Momentanpegels innerhalb eines bestimmten Zeitraums, üblicherweise innerhalb der Messdauer. Schreibt ein Schallpegelmesser beispielsweise Minutenwerte mit, dann ist dort L_{max} der Maximalpegel in dieser Minute.

Der energieäquivalente Mittelungspegel L_{eq}

Bei der Beurteilung der Gefährlichkeit von hohen Schallpegeln arbeitet man derzeit nach dem energieäquivalenten Schädigungsmodell: Das Schadensrisiko wird proportional des Energiegehaltes des einwirkenden Lärms betrachtet. Energiegehalt ist Schallintensität mal Zeit.

Soll nun Lärm über einen längeren Zeitraum (beispielsweise einen Arbeitstag) beschrieben werden, dann muss ein Schallpegelwert gebildet werden, der diesem Energiegehalt entspricht. Dies ist der energieäquivalente Mittelungspegel. Er wird nach der folgenden Formel gebildet:

$$L_{eq,T} = 10 \cdot \lg\left[\frac{1}{T}\int_0^T 10^{\frac{L(t)}{10}} \cdot dt\right]$$

Dabei ist L(t) der Momentanwert des Schallpegels. Der Schallpegel ist ein logarithmischer Wert und muss zunächst in einen Energiewert, also einen Linearwert umgerechnet werden. Diese Energiewerte werden über die Zeit aufintegriert, vereinfacht formuliert aufsummiert. Aus der Energiesumme wird anschließend die Messdauer T wieder herausgerechnet und anschließend das Ergebnis logarithmiert, also wieder in einen Pegelwert umgerechnet.

Mathematisch gesehen sind die beiden *10* in der Formel überflüssig, man könnte die Formel auch wie folgt schreiben:

$$L_{eq,T} = \lg\left[\frac{1}{T}\int_0^T 10^{L(t)} \cdot dt\right]$$

Allerdings kommt man dann in einen Wertebereich, den Taschenrechner und Computer nicht mehr verarbeiten können.

3.2.3.3 Frequenzbewertung

Im einfachsten Fall werden Schallpegel mit einem linearen Frequenzgang gemessen – das wird bisweilen auch als Frequenzbewertung Z (wie *zero*) bezeichnet.

Bei Schallpegelmessungen für den Arbeitsschutz oder den Immissionsschutz werden üblicherweise die Frequenzbewertungen A und C verwendet. Hintergrund solcher Frequenzbewertungen ist die Tatsache, dass die Schädlichkeit, aber auch die Lästigkeit von Lärm von dessen Frequenz abhängt.

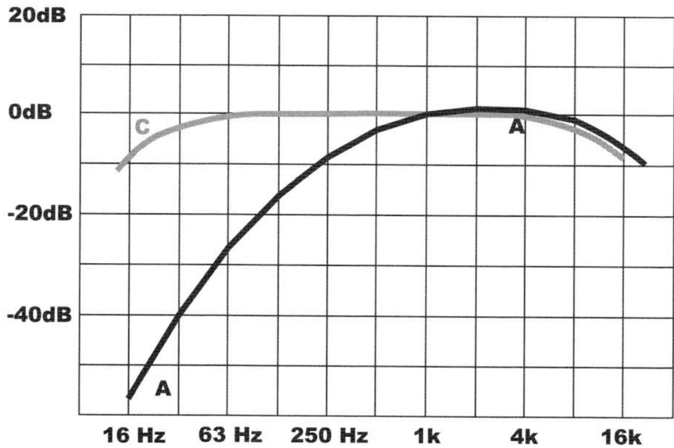

Bild 5: A- und C-Frequenzbewertungskurve

Die A-Frequenzbewertungskurven werden im Immissionsschutz zur Beurteilung der Lästigkeit von Geräuschen und im Arbeitsschutz zur Beurteilung des Schädigungspotenzials bezüglich eines Langzeitgehörschadens verwendet. Die A-Bewertungskurve hat eine leichte Überhöhung um etwa 2,5 kHz und insbesondere eine starke Dämpfung im Tieftonbereich.

Die C-Frequenzbewertungskurven sind weitgehend linear und werden im Arbeitsschutz zur Beurteilung von Spitzenpegeln eingesetzt.

3.2.3.5 Anforderungen an Schallpegelmesser

Genauigkeitsklassen

Schallpegelmesser gibt es in unterschiedlichen Genauigkeitsklassen, in der Praxis relevant sind insbesondere die Klassen I und II. Die Anforderungen an Schallpegelmesser dieser Klassen sind in DIN EN 61672-1 (Elektroakustik – Schallpegelmesser – Teil 1: Anforderungen, derzeit in der Ausgabe 2014-07) genormt. Zu solchen Anforderungen gehören auch Vorgaben, welche Abweichungen die Anzeige bei Änderungen von Temperatur, Druck, Luftfeuchtigkeit und vieles andere mehr führen darf – das soll uns hier aber nicht im Detail interessieren.

Für die Messung nach DIN 15905-5:2022-07 ist lediglich Klasse II erforderlich. Selbstverständlich dürfen auch Messungen mit einem Klasse-I-Schallpegelmesser durchgeführt werden, der strengeren Kriterien unterliegt.

Frequenzbewertungsfilter

Tabelle 3 zeigt die Stützstellen der Frequenzbewertungskurven A und C sowie die Toleranzbereiche für die Klassen I und II. An den Rändern des Audiobereichs sind größere Abweichungen erlaubt.

Tabelle 3: Frequenzbewertungskurven (Tabelle 3 aus DIN EN 61672-1:2014-07)

Nennfrequenz Hz	Frequenzbewertung dB			Akzeptanzgrenzen dB Klasse	
	A	C	Z	1	2
10	−70,4	−14,3	0,0	+3,0; −∞	+5,0; −∞
12,5	−63,4	−11,2	0,0	+2,5; −∞	+5,0; −∞
16	−56,7	−8,5	0,0	+2,0; −4,0	+5,0; −∞
20	−50,5	−6,2	0,0	±2,0	±3,0
25	−44,7	−4,4	0,0	+2,0; −1,5	±3,0
31,5	−39,4	−3,0	0,0	±1,5	±3,0
40	−34,6	−2,0	0,0	±1,0	±2,0
50	−30,2	−1,3	0,0	±1,0	±2,0
63	−26,2	−0,8	0,0	±1,0	±2,0
80	−22,5	−0,5	0,0	±1,0	±2,0
100	−19,1	−0,3	0,0	±1,0	±1,5
125	−16,1	−0,2	0,0	±1,0	±1,5
160	−13,4	−0,1	0,0	±1,0	±1,5
200	−10,9	0,0	0,0	±1,0	±1,5
250	−8,6	0,0	0,0	±1,0	±1,5
315	−6,6	0,0	0,0	±1,0	±1,5
400	−4,8	0,0	0,0	±1,0	±1,5
500	−3,2	0,0	0,0	±1,0	±1,5
630	−1,9	0,0	0,0	±1,0	±1,5
800	−0,8	0,0	0,0	±1,0	±1,5
1 000	0	0	0	±0,7	±1,0
1 250	+0,6	0,0	0,0	±1,0	±1,5
1 600	+1,0	−0,1	0,0	±1,0	±2,0
2 000	+1,2	−0,2	0,0	±1,0	±2,0
2 500	+1,3	−0,3	0,0	±1,0	±2,5
3 150	+1,2	−0,5	0,0	±1,0	±2,5
4 000	+1,0	−0,8	0,0	±1,0	±3,0
5 000	+0,5	−1,3	0,0	±1,5	±3,5
6 300	−0,1	−2,0	0,0	+1,5; −2,0	±4,5
8 000	−1,1	−3,0	0,0	+1,5; −2,5	±5,0
10 000	−2,5	−4,4	0,0	+2,0; −3,0	+5,0; −∞
12 500	−4,3	−6,2	0,0	+2,0; −5,0	+5,0; −∞
16 000	−6,6	−8,5	0,0	+2,5; −16,0	+5,0; −∞
20 000	−9,3	−11,2	0,0	+3,0; −∞	+5,0; −∞

ANMERKUNG Die Frequenzbewertungen wurden nach den Gleichungen in Anhang E berechnet, wobei die Frequenz f aus $f = f_r \cdot 10^{0,1(n-30)}$ berechnet wurde. Dabei ist $f_r = 1\,000$ Hz und n eine ganze Zahl zwischen 10 und 43. Die Frequenzbewertungen wurden auf ein Zehntel-Dezibel gerundet.

Richtverhalten

Schalldruckpegel werden mit einem sogenannten Druckempfänger gemessen, die Richtcharakteristik dieser Mikrofone entspricht einer Kugel – theoretisch sind sie nach allen Seiten gleich empfindlich. Bei tiefen Frequenzen ist dies durchaus gegeben. Sobald jedoch die Wellenlänge in die Größenordnung der Abmessungen des Schallpegelmessers kommt, entsteht eine Richtwirkung, sodass seitlich oder gar von hinten eintreffende Schallsignale weniger in die Messung eingehen als die von vorne.

Tabelle 4 zeigt, wie sehr das Richtverhalten maximal vom Ideal abweichen darf:

Tabelle 4: Richtverhalten von Messmikrofonen (Tabelle 2 aus DIN EN 61672-:2014-07)

Frequenz	Höchstwerte des Betrages der Differenz zwischen den angezeigten Schallpegeln für zwei beliebige Schalleinfallswinkel innerhalb $\pm\theta$ (in Grad) um die Referenzrichtung dB					
	$\theta = 30°$		$\theta = 90°$		$\theta = 150°$	
	Klasse					
kHz	1	2	1	2	1	2
0,25 bis 1	1,0	2,0	1,5	3,0	2,0	5,0
> 1 bis 2	1,0	2,0	2,0	4,0	4,0	7,0
> 2 bis 4	1,5	4,0	4,0	7,0	6,0	12,0
> 4 bis 8	2,5	6,0	7,0	12,0	10,0	16,0
> 8 bis 12,5	4,0	–	10,0	–	14,0	–

Die zulässige Abweichung ist abhängig von der Frequenz, der Genauigkeitsklasse sowie dem Winkelbereich rings um die Bezugsachse. Bei einem Präzisionsschallpegelmesser (Klasse I) darf es im Bereich von 1 bis 2 kHz und +/– 30° keine Anzeigewerte geben, die mehr als 1,0 dB voneinander abweichen.

Pegellinearität

Der Bezugspegelmessbereich muss sich bei 1 kHz über mindestens 60 dB erstrecken. In diesem Bereich darf der Linearitätsfehler bei Klasse-I-Geräten +/–0,8 dB und bei Klasse-II-Geräten +/– 1,1 dB nicht überschreiten.

Bei jeder beliebigen Änderung innerhalb eines Bereichs von 10 dB darf die Abweichung bei Klasse-I-Geräten +/– 0,3 dB und bei Klasse-II-Geräten +/– 0,5 dB nicht überschreiten.

Kalibrierung und Eichung

Bild 6 zeigt einen integrierenden Schallpegelmesser, den Brüel & Kjaer 2250. Es handelt sich dabei um ein Klasse-I-Gerät mit Bauartzulassung der Physikalisch-Technischen Bundesanstalt und wird somit von den Eichämtern zur Eichung angenommen. (Oben auf dem Gerät ist das Eichsiegel zu erkennen.)

Eine amtliche Eichung ist bei Messungen nach DIN 15905-5:2022-07 nicht erforderlich. Die Verwendung geeichter Geräte ist sogar eher ungünstig, da hinreichend pegelfeste Messmikrofone – wie sie für Messungen nach DIN 15905-5 eingesetzt werden sollten – üblicherweise keine Bauartzulassung der PTB haben und damit nicht eichfähig sind.

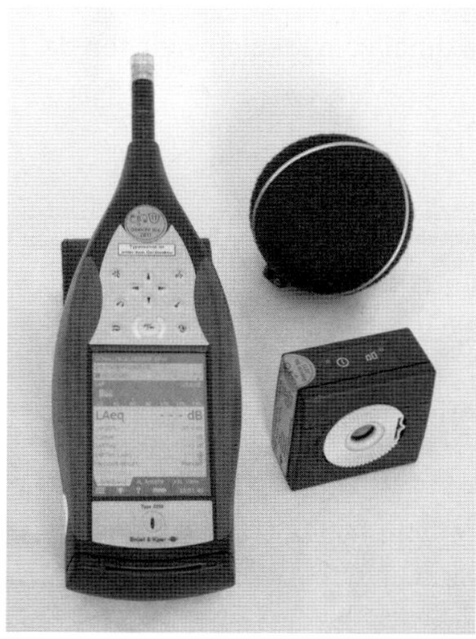

Bild 6: Schallpegelmesser mit Luftschallkalibrator

Rechts im Bild ist ein Windschirm und davor ein Luftschallkalibrator zu sehen. Dabei handelt es sich um ein Gerät, das einen konstanten Schalldruck abgibt, hier umschaltbar zwischen 94 dB und 114 dB. Bei mobilen Messanlagen wird die Kalibrierung vor und nach der Messung durchgeführt.

Einen Hinweis, welche Kalibrierabweichung zulässig ist, gibt DIN 15905-5 nicht. In der Norm für Messungen nach LärmVibrationsArbSchV (DIN EN ISO 9612 Akustik – Bestimmung der Lärmexposition am Arbeitsplatz – Verfahren der Genauigkeitsklasse 2 (Ingenieurverfahren)) wird eine zulässige Abweichung von 0,5 dB genannt. Wird diese überschritten, so sind alle Messungen der Messserie ungültig und müssen wiederholt werden. Eine solche Wiederholung wäre bei Veranstaltungen in der Regel praxisfremd. DIN EN ISO 9612 kann jedoch zumindest dahingehend herangezogen werden, dass die Zuverlässigkeit der Messungen bei einer Kalibrierabweichung bis 0,5 dB nicht hinterfragt zu werden braucht.

3.3 Messanlagen

Die Messung eines L_{Aeq} und eines L_{Cpeak} lässt sich mit jedem besseren Schallpegelmesser durchführen. Allerdings fordert DIN 15905-5 in Abschnitt 5.5 die Anzeige von korrigierten Messwerten ($L_{Aeq,M}$ bzw. $L_{cpeak,M}$) für das Bedienpersonal der Beschallungsanlage. Das grenzt die Auswahl schon deutlich ein. Spätestens bei der Erstellung von normgerechten Messprotokollen oder dem Anschluss von Zubehör zeigt sich deutlich die Überlegenheit spezialisierter Lösungen bei dieser Aufgabenstellung.

3.3.1 Anforderungen

Nachfolgend soll zusammengestellt werden, welche Anforderungen sich an eine solche Messanlage aus der Praxis ergeben, und bei welchem Einsatzgebiet sie wichtiger oder weniger wichtig sind.

Pegelfestigkeit Messmikrofon (Grenzschalldruckpegel)

Abschnitt 5.4.2 der Norm weist darauf hin, dass der Ersatzimmissionsort so gewählt werden soll, dass die Korrekturwerte negativ werden, zum Beispiel nahe am Lautsprecher. Das setzt eine entsprechende Pegelfestigkeit des Messmikrofons (und der restlichen Messanlage) voraus, also einen hinreichend hohen Grenzschalldruckpegel. Auf die erforderliche Pegelfestigkeit der Messkette weist Abschnitt 5.4.2 auch noch mal ausdrücklich hin.

In der Praxis liegen die Korrekturwerte häufig in der Größenordnung von –8 dB. Wenn ein L_{Cpeak} nachgewiesen werden soll, der 135 dB nicht überschreitet (und Pegelwerte dürfen auf geradzahlige Werte gerundet werden, somit dürfen 135,4 dB nicht überschritten werden), so sollte die Messkette bis mindestens 136 dB (bezogen auf den MI_C) pegelfest sein. Wenn nun ein K_C von –8 dB verwendet wird, dann muss die Pegelfestigkeit der Messkette am Ersatzimmissionsort EI mindestens 144 dB betragen. Unter der Berücksichtigung, dass es sich dabei um einen Peak-Wert handelt, muss die als RMS-Wert angegebene Pegelfestigkeit mindestens 141 dB betragen.

Weniger pegelfeste Messmikrofone sollten nicht verwendet werden. Dagegen ist jedes dB mehr Pegelfestigkeit in der Praxis hilfreich, weil es mehr Flexibilität bei der Wahl des Ersatzimmissionsortes EI bietet. Zudem bietet eine höhere Pegelfestigkeit auch mehr Reserven bei der „Rechtssicherheit“: Bei einer geringfügigen Überschreitung des zulässigen Pegels für den L_{Cpeak} lässt sich noch argumentieren, dass die Wahrscheinlichkeit eher gering ist, dass eine nachgewiesene Schädigung des Gehörs ausgerechnet von dieser Veranstaltung kommt. Die LärmVibrationsArbSchV hat als oberen Auslösewert 137 dB, somit können 136 dB im Laufe eines vierzigjährigen Arbeitslebens wiederholt erreicht werden, ohne dass der Arbeitgeber für die bestimmungsgemäße Verwendung von Gehörschutzmitteln Sorge tragen muss.

Wenn jetzt jedoch ein L_{Cpeak} von zum Beispiel 136,2 dB im Messprotokoll steht, höhere Pegel aber wegen mangelnder Pegelfestigkeit gar nicht hätten gemessen werden können (der Schallpegelmesser sollte dann eine Übersteuerung protokollieren), dann hilft ein solcher Verweis auf die LärmVibrationsArbSchV wenig. Von daher ist eine RMS-Pegelfestigkeit (Grenzschalldruckpegel) von wenigstens 143 dB wünschenswert.

Wichtig ist die Pegelfestigkeit bei allen Einsatzgebieten. Lediglich dort, wo eine Überschreitung des L_{Cpeak} von 135 dB mittels eines Limiters ausgeschlossen werden kann, kann auch eine RMS-Pegelfestigkeit von 140 dB akzeptiert werden.

XLR-Anschluss

Bei mobilen Messanlagen sollte das Messmikrofon stets mit einer XLR-Leitung angeschlossen sein, damit entsprechende Mikrofonleitungen ohnehin vor Ort sind und die Positionen von Messmikrofon und/oder Messanlage unproblematisch verlegt werden können.

Gerade dann, wenn man als Fremdfirma eine Messung nach DIN 15905-5 durchführt, möchte man nicht vor und nach der Veranstaltung alle Kabelbrücken öffnen, um die Mikrofonleitung vom FOH zu den Lautsprechern zu verlegen. Früher konnte das Messmikrofon einfach über das Multicore angeschlossen werden, diese sind jedoch im Zuge der Digitalisierung selten geworden. Über eine digitales Multicore zu gehen, kann nicht empfohlen werden, da man dort selten Kontrolle über Gain und Headroom hat.

Bisweilen wird jedoch ein kleines analoges Multicore gelegt, um Talkback-Signale zwischen FOH und Monitorplatz und Ähnliches zu führen, auf dem häufig noch ein Kanal frei ist. Ansonsten ist es häufig auch nur ein Thema einer vorherigen Absprache, und die Tontechnik-Firma legt eine gewöhnliche Mikrofonleitung in die Kabelbrücken.

Wichtig ist der XLR-Anschluss bei allen mobilen Anwendungen. Dort, wo eine Messanlage fest installiert wird, kann jeder Anschluss verwendet werden.

Fern-Visualisierung

Fern-Visualisierung meint, dass die Messwerte nicht nur am Messsystem selbst angezeigt werden können, sondern auch an anderen Stellen. Gerade bei Festivals kann es am FOH eng werden, oder es werden verschiedene Pulte verwendet, da ist es wenig günstig, wenn das Messsystem direkt am Pult steht. Stattdessen richtet es sich der Messtechniker in einer ruhigen Ecke ein, und dem Bedienpersonal der Beschallungsanlage werden die Werte mit Fern-Visualisierung zur Verfügung gestellt. Je nach Hersteller sind da unterschiedliche Optionen möglich:

- Die Visualisierung mit einer Ampel
- Screen-Sharing mit einem anderen Rechner
- Viewer oder Browser-Lösungen für die Fernabfrage über ein lokales Netzwerk oder das Internet

Fern-Visualisierung ist auch dann nützlich, wenn ein Verantwortlicher, zum Beispiel der Verantwortliche für Veranstaltungstechnik nach § 39 VStättVO, die Werte einsehen möchte, ohne jedes Mal zum FOH gehen zu müssen.

Fern-Visualisierung ist vor allem bei größeren Veranstaltungen wichtig.

Handling

Die auf dem Markt verfügbaren Produkte unterscheiden sich auch darin, wie schnell Aufgaben durchgeführt werden können, zum Beispiel die Erstellung eines Messprotokolls.

Wichtig ist das Handling bei einer großen Anzahl von durchzuführenden Messungen. Solange nur drei Messungen pro Jahr durchgeführt werden, interessiert es wenig, ob man da jeweils zehn Minuten schneller ist oder nicht.

Schnittstellen

Manche Messanlagen bieten Schnittstellen nach außen an, um zum Beispiel Limiter oder Scheinwerfer zur Signalisierung über DMX512 zu steuern. Man findet auch Relais-Lösungen – manches Messsystem kann auch E-Mails versenden.

Wichtig sind solche Schnittstellen nur dann, wenn man sie nutzen möchte. Mit einem gesteuerten Limiter lässt sich zum Beispiel ein System bauen, bei dem es dann keine „Ermahnung" der Tontechniker mehr bedarf, sondern das System reduziert selbstständig den Pegel im erforderlichen Maß.

Beispiele:

Die auf dem Markt verfügbaren Produkte lassen sich grob zwei verschiedenen Richtungen zuordnen:

- Handschallpegelmesser, die autonom eine Messung nach DIN 15905-5 durchführen können. Mittels PC-Programme können jedoch Aufgaben wie Visualisierung oder Protokollierung komfortabel durchgeführt werden.

- PC-gestützte Mess-Systeme, die für die Durchführung einer Messung einen PC zwingend voraussetzen, an den entsprechende Mess-Hardware angeschlossen wird.

Für diese beiden Richtungen soll hier exemplarisch jeweils ein Produkt vorgestellt werden.

3.3.2 Beispiele

NTi AUDIO XL2

Der XL2 der Firma NTi AUDIO aus Liechtenstein ist ein universeller Schallpegelmesser, mit dem sich unter anderem auch Messungen im Arbeitsschutz oder Immissionsschutz durchführen lassen. Mit der entsprechenden Software und dem passenden Messmikrofon hat der XL2 auch eine Bauartzulassung der PTB und ist somit eichfähig. Für die weiteren Eigenschaften des XL2 sei auf die Webseite des Herstellers (https://www.nti-audio.com/de) verwiesen.

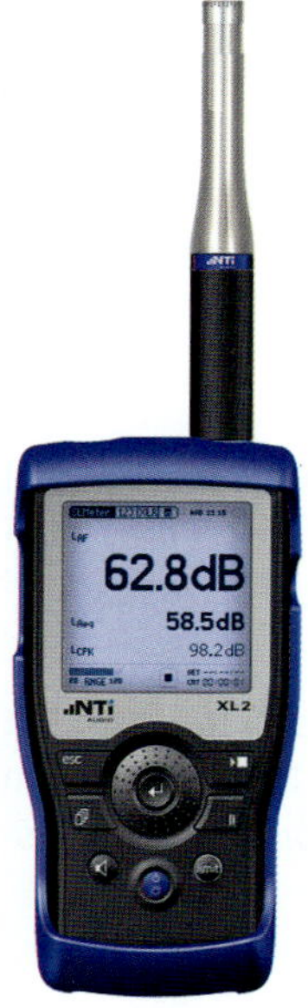

Bild 7: NTi AUDIO XL2

Für die Messung nach DIN 15905-5 ist keine der Software-Optionen erforderlich. Es gibt ein entsprechendes Profil, das den Schallpegelmesser geeignet einstellt. Als Mikrofoneingang verwendet der XL2 eine XLR-Buchse.

NTi AUDIO hat verschiedene Messmikrofone im Programm, von denen alle geeignet sind, deren Grenzschalldruckpegel 140 dB übersteigt. (Bei derzeit zwei Messmikrofonen liegt die obere Pegelgrenze über 150 dB, diese sind für Messungen nach DIN 15905-5 ganz besonders geeignet. Bei den Angaben ist zu beachten, dass es sich um RMS-Werte handelt, die Peak-Werte liegen noch mal 3 dB höher.)

Zur Signalisierung gibt es die Möglichkeit, mit der Option *Projector PRO* einen PC anzuschließen. Der Bildschirminhalt des Messgerätes lässt sich auch ohne diese Option auf dem Rechner darstellen.

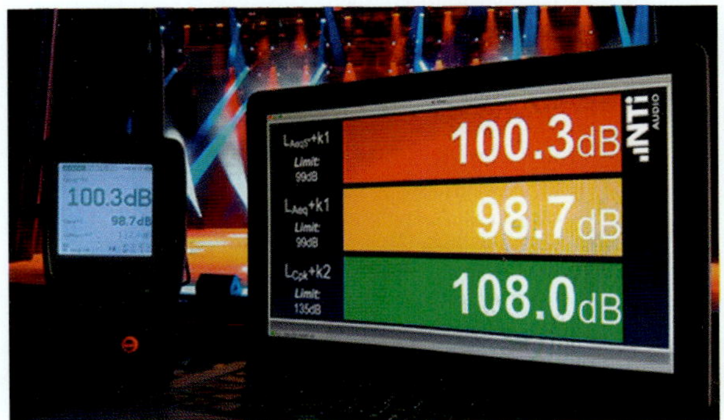

Bild 8: NTi AUDIO XL2 mit Projector PRO

Daneben gibt es auch die Möglichkeit zur Signalisierung mit einer Pegelampel oder einer Signalsäule.

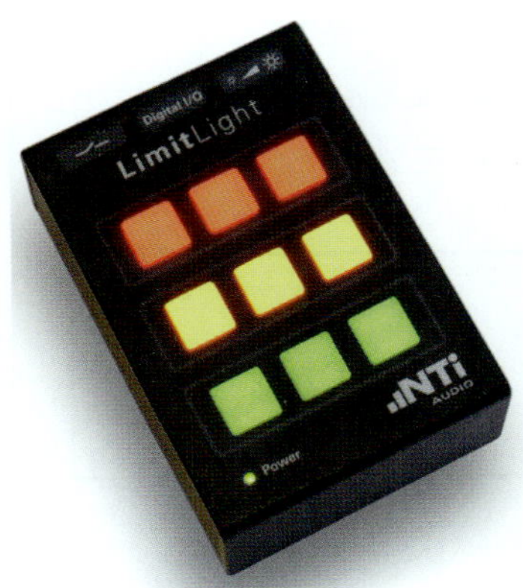

Bild 9: NTi AUDIO LimitLight zur Signalisierung

Beispiel für ein Messprotokoll:

Live Sound Messbericht

zur Schallpegelmessung gemäß DIN 15905-5:2022-07

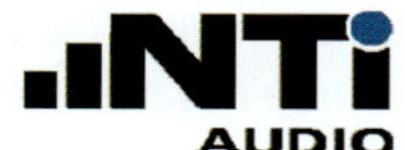

Datum der Messung	07.07.2022
Details	
Veranstaltung *(Name, Ort, ...)*	Kleinkleckersdorf Open Air Kleinkleckersdorf Marktplatz
Veranstalter	Jugendtreff Kleinkleckersdorf Bahnhofsstrasse42 12345 Kleinkleckersdorf
Veranstaltungsablauf	18:07-19:00 Auftritt Musikgruppe „Handlungsbedarf" 19:45-20:30 Auftritt Musikgruppe „Placebo forte" 21:00-22:45 Auftritt Musikgruppe „Der Gerät"
Beschallungsanlage	Front links und rechts je 8 x RockLine 208 Frontfill 4 x MuFu, Outfill 2 x MuFu Sub-Array 8 x Örpz
Details zur Messung	
Beschallungsanlage *(Firma, Bedienpersonal)*	Heiner Schulz (FOH-Betreuung) Georg Häberle (Placebo Forte)
Messposition *(Immissionsort und Ersatzimmissionsort)*	Die maßgeblichen Immissionsorte liegen auf Achse der PA hinter dem Absperrgitter, es wurde die rechte Seite gewählt. MIA liegt 3m hinter dem Absperrgitter. MIC liegt unmittelbar hinter dem Absperrgitter.
Verantwortlicher Messtechniker	Michael Mustermann
Kalibrator-Typ, S/N	NTi Audio Kalibrator S/N 12345
Start der Messung	2022-07-07 07:51:48
Ende der Messung	2022-07-07 12:44:52
Messgerät, S/N	NTi Audio XL2 S/N: A2A-02647-E0 NTi Audio M4261 S/N: 1130
Mikrofonsensitivität	21.8 mV/Pa Herstellerkalibrierung
Korrekturwerte	K_A = -4.9 dB 2022-07-05, 15:24 K_C = -7.8 dB

Messwerte (lauteste Periode)	**Messergebnis**	**Grenzwert**
LAeq+k1	97.5 dB	99 dB
LCPKmax+k2	129.3 dB	135 dB

Datum	08.07.2022
Name	
Unterschrift	

dBmess 2022

Das System dBmess 2022 ist ein Beispiel für ein PC-gestütztes System und ein Bundle aus Software, Messmikrofon, Vorverstärker, Kalibrator und Einführungsschulung.

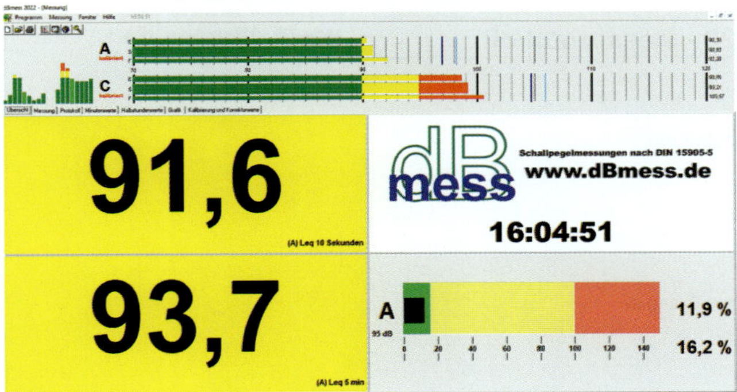

Bild 10: dBmess 2022

Als Mikrofone werden wahlweise das Isemcon EMX 7150 (pegelfest bis 141 dB RMS / 144 dB peak) oder das micW M215L (pegelfest bis 145 dB RMS / 148 dB peak – nicht zu verwechseln mit M215) verwendet.

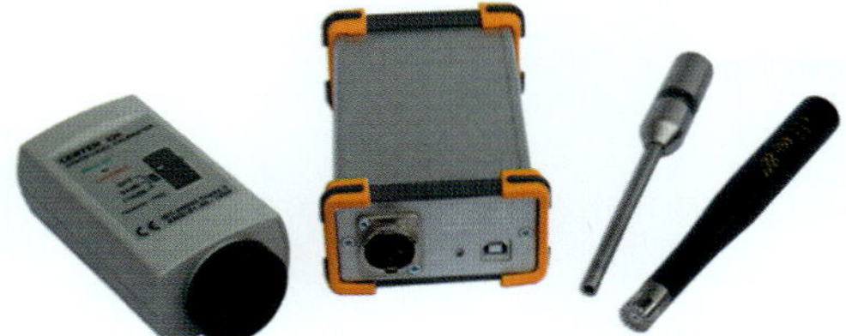

Bild 11: dBmess VV6, Kalibrator und Messmikrofonen

Das System dBmess 2022 bietet vielfältige Möglichkeiten zum Anschluss externer Geräte:

- Fernabfrage mittels PC, Tablet oder Smartphone („Viewer“)
- DMX 512 zur Fernsteuerung von Scheinwerfern
- Relais-Schaltbox (für eine Ampel oder zur Stummschaltung)
- Versenden von E-Mails zur Information der Verantwortlichen
- Limiter LIM 1 zur gesteuerten Reduktion des Schallpegels
- Steuerung von Controllern der Beschallungsanlage

Beispiel für ein Messprotokoll:

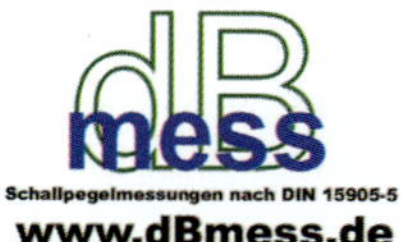

dBmess 2022 - Messprotokoll

Veranstaltung

Beispielveranstaltung
16.07.2022
Hermannplatz

Veranstalter

Konzertagentur Beispiel
Hasenheide 9
10967 Berlin

Veranstaltungsablauf

8:45 Publikum kommt
9:00 Standbetrieb mit Hintergrundmusik
11:45 - 14:00 DJ Momo
14:00 - 16:00 Standbetrieb mit Hintergrundmusik
16:00 - 18:10 DJ Kwalität

Bedienpersonal der Beschallungsanlage

Jörn Mustermann
DJ Momo
DJ Kwalität

Immissionsort und Messpunkt

MIA liegt auf Achse des Linearrays 5m hinter den Barriers.

MIC liegt auf Achse der Subwoofer direkt an den Barriers.

Das Messmikrofon wurde am Rigg neben dem Linearry in ca 2,50 Höhe abgehängt. Das Messmikrofon befindet sich nicht im Haupt-Abstrahlbereich des Line-Arrays.

dBmess 2022 - Messprotokoll Beispielveranstaltung 16.07.2022 Hermannplatz
Ausdruck 31.07.2022 17:22:13 Seite 1

Begründung Wahl MIA und MIC

MIA wurde entsprechend der Simulation des Linearrays gewählt.

MIC wurde am nächsten Publikumsplatz zu den Subs erwartet,

Lizenznehmer des Messequipments

dBmess Franchise GmbH
Michael Ebner
Südring 3D
65795 Hattersheim am Main
0160 / 745 6903
info@dbmess.de

verantwortlicher Messtechniker

Michael Ebner

Mess- und Kalibriergeräte

dBmess 2022
Vorverstärker dBmess VV6-70
Messmikrofon EMX-7150 - 1311710
Kalibrator 326 - 160706397

Kalibrierung

A: 16.07.2022 08:07:29 M: 113,94 D: 0,02 K: 114,00 Ä: 0,06 FS: 149,85
C: 16.07.2022 08:07:29 M: 113,94 D: 0,02 K: 114,00 Ä: 0,06 FS: 149,82
A: 16.07.2022 18:31:32 M: 114,37 D: 0,02 K: 114,00 Ä: -0,37 FS: 149,48
C: 16.07.2022 18:31:32 M: 114,40 D: 0,26 K: 114,00 Ä: -0,40 FS: 149,42

Korrekturwerte

15.07.2022 17:41:18 Referenz: Leq (A): M: 97,83 D: 1,07 LPeak (A): (M: 108,48 D: 2,23)
15.07.2022 17:41:41 Referenz: Leq (C): M: 102,91 D: 2,01 LPeak (C): (M: 112,91 D: 2,46)
15.07.2022 17:45:10 Mikrofon: Leq (A): M: 99,29 D: 1,07 LPeak (A): (M: 109,92 D: 1,93)
15.07.2022 17:45:10 Mikrofon: Leq (C): M: 108,14 D: 3,13 LPeak (C): (M: 117,32 D: 3,26)
16.07.2022 08:09:59 seriell ermittelte Korrekturwerte geladen
16.07.2022 08:10:02 Kanal A - seriell ermittelte Korrekturwerte verwenden: -1,46
16.07.2022 08:10:02 Kanal C - seriell ermittelte Korrekturwerte verwenden: -5,23

dBmess 2022 - Messprotokoll Beispielveranstaltung 16.07.2022 Hermannplatz
Ausdruck 31.07.2022 17:22:13 Seite 2

Ereignisse

16.07.2022 08:10:27 START

16.07.2022 18:30:06 STOP

Bemerkungen

DJ Kwalität wird um 17:14 darauf hingewiesen, dass er etwas zu laut ist.

Halbstundenwerte

		Kanal A [dB]				Kanal C [dB]			
Zeit	**Sekunden**	**Leq**	**Lmax**	**Lpeak**	**Leq30**	**Leq**	**Lmax**	**Lpeak**	**Leq30**
16.07.22 08:00:00	1323	86,1	102,4	106,6	84,7	88,1	103,0	109,7	86,7
16.07.22 08:30:00	1800	77,1	88,2	99,0	77,1	86,2	100,9	107,1	86,2
16.07.22 09:00:00	1800	79,9	88,6	102,0	79,9	91,5	99,7	106,7	91,5
16.07.22 09:30:00	1800	81,1	91,7	105,0	81,1	92,7	104,8	110,3	92,7
16.07.22 10:00:00	1800	82,7	91,4	103,9	82,7	94,6	105,7	111,0	94,6
16.07.22 10:30:00	1800	82,6	90,5	103,1	82,6	94,6	106,0	112,0	94,6
16.07.22 11:00:00	1800	81,8	92,6	105,1	81,8	93,0	103,9	110,1	93,0
16.07.22 11:30:00	1800	88,7	101,0	111,6	88,7	97,9	111,6	116,9	97,9
16.07.22 12:00:00	1800	93,9	103,4	113,1	93,9	103,2	113,8	120,2	103,2
16.07.22 12:30:00	1800	94,5	107,5	120,1	94,5	103,4	113,0	119,7	103,4
16.07.22 13:00:00	1800	93,1	106,5	114,5	93,1	99,9	112,2	119,1	99,9
16.07.22 13:30:00	1800	92,8	107,6	113,8	92,8	99,4	111,6	118,7	99,4
16.07.22 14:00:00	1800	89,2	105,6	113,8	89,2	96,2	107,0	116,9	96,2
16.07.22 14:30:00	1800	89,3	96,2	107,5	89,3	97,1	105,1	113,1	97,1
16.07.22 15:00:00	1800	85,9	96,5	107,1	85,9	94,3	105,9	111,5	94,3
16.07.22 15:30:00	1800	87,5	99,8	108,1	87,5	95,6	106,7	114,6	95,6
16.07.22 16:00:00	1800	90,5	100,4	112,0	90,5	98,2	109,6	117,9	98,2
16.07.22 16:30:00	1800	93,3	103,4	114,0	93,3	102,1	112,6	118,9	102,1
16.07.22 17:00:00	1800	99,6	111,8	121,1	99,6	106,2	118,5	124,8	106,2
16.07.22 17:30:00	1800	97,9	110,8	119,6	97,9	106,1	117,6	123,8	106,1
16.07.22 18:00:00	1800	92,4	109,3	121,7	92,4	102,0	117,6	124,4	102,0
16.07.22 18:30:00	164	96,7	102,0	110,4	86,3	93,9	102,0	111,9	83,4

maximaler Beurteilungspegel Lr 99,6 dB
maximaler Spitzenpegel LCpeak 124,8 dB

dBmess 2022 - Messprotokoll Beispielveranstaltung 16.07.2022 Hermannplatz
Ausdruck 31.07.2022 17:22:13 Seite 3

Minutenverlauf Kanal A

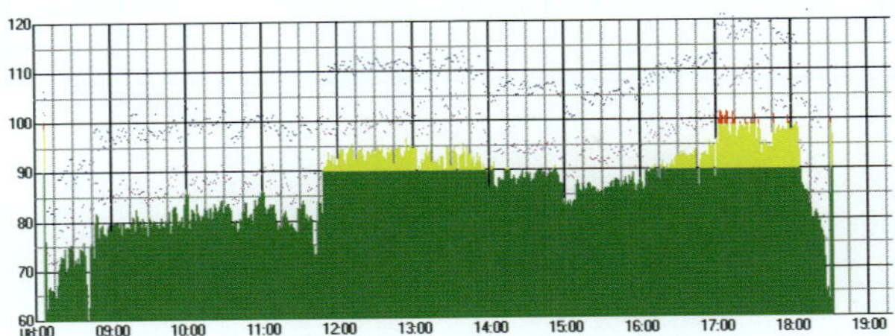

Minutenverlauf Kanal C

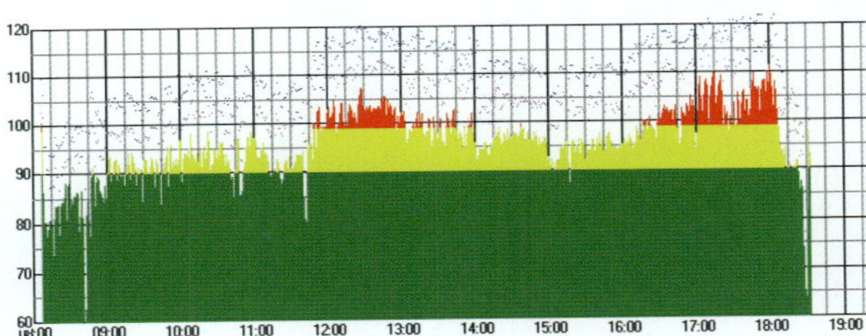

Unterschrift

Ich habe diese Messung nach bestem Wissen durchgeführt

Datum, Unterschrift

dBmess 2022 - Messprotokoll Beispielveranstaltung 16.07.2022 Hermannplatz
Ausdruck 31.07.2022 17:22:13 Seite 4

4 Vollabdruck DIN 15905-5:2022-07

Juli 2022

DIN 15905-5

DIN

ICS 13.140; 97.200.10

Ersatz für
DIN 15905-5:2007-11 und
DIN 15905-5
Berichtigung 1:2013-02

Veranstaltungstechnik –
Tontechnik –
Teil 5: Maßnahmen zum Vermeiden einer Gehörgefährdung des Publikums durch hohe Schallemissionen elektroakustischer Beschallungstechnik

Entertainment Technology –
Sound Engineering –
Part 5: Measures to prevent the risk of hearing loss of the audience by high sound exposure of electroacoustic sound systems

Technologies du spectacle –
Sonorisation –
Partie 5: Mésures de prévention des risques auditifs chez les spectateurs soumis à des sons aigus émis par le matériel de sonorisation électroacoustique

Gesamtumfang 17 Seiten

DIN-Normenausschuss Veranstaltungstechnik, Bild und Film (NVBF)
DIN/VDI-Normenausschuss Akustik, Lärmminderung und Schwingungstechnik (NALS)
DKE Deutsche Kommission Elektrotechnik Elektronik Informationstechnik in DIN und VDE

DIN 15905-5:2022-07

Inhalt

Bilder

Tabellen

2

Vorwort

Dieses Dokument wurde vom Arbeitsausschuss NA 149-00-07 AA „Medien- und Tontechnik" im DIN-Normenausschuss Veranstaltungstechnik, Bild und Film (NVBF) erarbeitet.

DIN 15905 *Veranstaltungstechnik — Tontechnik* besteht aus:

— *Teil 1: Anforderungen bei Eigen-, Co- und Fremdproduktionen*

— *Teil 5: Maßnahmen zum Vermeiden einer Gehörgefährdung des Publikums durch hohe Schallemissionen elektroakustischer Beschallungstechnik*

Es wird auf die Möglichkeit hingewiesen, dass einige Elemente dieses Dokuments Patentrechte berühren können. DIN ist nicht dafür verantwortlich, einige oder alle diesbezüglichen Patentrechte zu identifizieren.

Aktuelle Informationen zu diesem Dokument können über die Internetseiten von DIN (www.din.de) durch eine Suche nach der Dokumentennummer aufgerufen werden.

Änderungen

Gegenüber DIN 15905-5:2007-11 und DIN 15905-5 Berichtigung 1:2013-02 wurden folgende Änderungen vorgenommen:

a) Anpassung des Inhalts an neue legislative Vorschriften;

b) Anhang C „Ermittlung der relativen Schalldosis" wurde gestrichen;

c) redaktionelle Überarbeitung des Dokumentes.

Frühere Ausgaben

DIN 15905-5: 1989-10, 2007-11
DIN 15905-5 Berichtigung 1: 2013-02

Einleitung

Der DIN-Normenausschuss Veranstaltungstechnik, Bild und Film (NVBF) ist zuständig für die Erarbeitung und regelmäßige Überprüfung von Normen und Standards in den Bereichen Veranstaltungstechnik, Fotografie und Kinematografie. Der Ausschuss erarbeitet Anforderungen und Prüfungen für:

Versammlungsstätten sowie Veranstaltungs- und Produktionsstätten für szenische Darstellung, deren Arbeitsmittel als auch diesbezügliche Dienstleistungen. Dies umfasst:

— Veranstaltungs- und Medientechnik für Bühnen, Theater, Mehrzweckhallen, Messen, Ausstellungen und Produktionsstätten bei Film, Hörfunk und Fernsehen sowie sonstige vergleichbaren Zwecken dienende bauliche Anlagen und Areale;

— Beleuchtungstechnik und deren Arbeitsmittel für Veranstaltungstechnik, Film, Fernsehen, Bühne und Fotografie sowie Sondernetze und elektrische Verteiler;

— Dienstleistungen für die Veranstaltungstechnik;

— sicherheitstechnische Anforderungen an Maschinen, Arbeitsmittel und Einrichtungen für Veranstaltungs- und Produktionsstätten zur szenischen Darstellung.

1 Anwendungsbereich

Dieses Dokument legt Verfahren zur Messung und Bewertung der Schallemmission bei elektroakustischer Beschallungstechnik mit dem Ziel der Reduzierung einer Gehörgefährdung des anwesenden Publikums fest.

Dieses Dokument enthält Festlegungen zum Erkennen einer tatsächlichen oder einer sich während der Darbietung abzeichnenden Überschreitung der in diesem Dokument aufgeführten zulässigen Pegel für die Beurteilung, um bereits vor oder während einer Veranstaltung notwendige Maßnahmen ergreifen zu können.

Dieses Dokument gibt Hinweise, wie der Verkehrssicherungspflicht in Bezug auf eine Gehörgefährdung durch Schallemmissionen elektroakustischer Beschallungstechnik in Abhängigkeit der zu erwartenden Schallexposition nachgekommen werden kann. Es wird angenommen, dass ein typischer Konzertbesuch einmal wöchentlich stattfindet und dabei eine relevante Schallexposition durch Beschallungsanlagen mit einer Dauer von ca. 2 h hervorgerufen wird.

Dieses Dokument ist anwendbar für Schallemmission durch elektroakustische Beschallungstechnik in allen dem Publikum zugänglichen Bereichen während einer Veranstaltung.

Dieses Dokument ist nicht anzuwenden für

— Lautsprecherdurchsagen im Gefahren- und Katastrophenfall,

— Geräusche, die durch das Publikum verursacht werden,

— den Schutz der dort beruflich tätigen Personen,

— die Anwendung von Pyrotechnik.

ANMERKUNG Für das Publikum zugängliche Bereiche im Sinne dieser Norm finden sich z. B. in Diskotheken, Filmtheatern, Konzertsälen, Mehrzweck- und Messehallen, Räumen für Shows, Events, Kabaretts und Varietes, Studios für Hörfunk und Fernsehen, Theatern, aber auch im Freien in Verbindung mit Spiel- und Szenenflächen in Freilichtbühnen, Open-Air-Veranstaltungen, Festzelten oder bei (Fest-)Umzügen oder Stadtfesten.

2 Normative Verweisungen

Die folgenden Dokumente werden im Text in solcher Weise in Bezug genommen, dass einige Teile davon oder ihr gesamter Inhalt Anforderungen des vorliegenden Dokuments darstellen. Bei datierten Verweisungen gilt nur die in Bezug genommene Ausgabe. Bei undatierten Verweisungen gilt die letzte Ausgabe des in Bezug genommenen Dokuments (einschließlich aller Änderungen).

DIN EN 352 (alle Teile), *Gehörschützer — Allgemeine Anforderungen*

DIN EN 61672-1:2014-07, *Elektroakustik — Schallpegelmesser — Teil 1: Anforderungen (IEC 61672-1:2013); Deutsche Fassung EN 61672-1:2013*

DIN EN IEC 60942, *Elektroakustik — Schallkalibratoren (IEC 60942)*

3 Begriffe

Für die Anwendung dieses Dokuments gelten die folgenden Begriffe.

DIN und DKE stellen terminologische Datenbanken für die Verwendung in der Normung unter den folgenden Adressen bereit:

— DIN-TERMinologieportal: verfügbar unter https://www.din.de/go/din-term/

— DKE-IEV: verfügbar unter http://www.dke.de/DKE-IEV

3.1
Schalldruckpegel
L_p
zehnfacher dekadischer Logarithmus des Verhältnisses des quadrierten Effektivwerts eines Schalldrucksignals zum Quadrat des Bezugswerts

Anmerkung 1 zum Begriff: Der Schalldruckpegel wird in Dezibel (dB) angegeben.

Anmerkung 2 zum Begriff: Der Bezugswert beträgt 20 µPa.

[QUELLE: DIN EN 61672-1:2014-07, 3.2]

3.2
A-bewerteter energieäquivalenter Dauerschallpegel
Mittelungspegel
L_{Aeq}
zehnfacher dekadischer Logarithmus des Verhältnisses des zeitlichen Mittelwertes eines quadrierten frequenzbewerten Schalldrucksignals innerhalb eines festgelegten Zeitintervalls T zum Quadrat des Bezugsschalldruckes (p_0 = 20 µPa)

Anmerkung 1 zum Begriff: Die Bestimmung des L_{Aeq} erfolgt nach DIN 45641.

Anmerkung 2 zum Begriff: Siehe DIN EN 61672-1:2014-07, 3.10.

3.3
A-bewerteter energieäquivalenter Dauerschallpegel am maßgeblichen Immissionsort MI_A
$L_{Aeq, M}$
A-bewerteter Mittelungswert des Schalldruckpegels am maßgeblichen Immissionsort MI_A

3.4
A-bewerteter energieäquivalenter Dauerschallpegel am Ersatzimmissionsort EI
$L_{Aeq, E}$
A-bewerteter Mittelungswert des Schalldruckpegels am Ersatzimmissionsort EI

3.5
Beurteilungspegel
L_r
Größe zur Kennzeichnung der typischen Schallimmissionen im Publikumsbereich für Veranstaltungen mit elektroakustischer Beschallungstechnik, bestimmt aus dem A-bewerteten, energieäquivalenten Dauerschallpegel am maßgeblichen Immissionsort MI_A innerhalb der Beurteilungszeit T_r, entsprechend folgender Gleichung

$$L_r = L_{Aeq, M}$$

Anmerkung 1 zum Begriff: Bei Messungen am Ersatzimmissionsort wird zusätzlich der Korrekturwert K_A berücksichtigt.

$$L_r = L_{Aeq, E} + K_A$$

3.6
Beurteilungszeit
T_r
Zeitdauer auf die die Bestimmung des Beurteilungspegels bezogen wird

3.7
C-bewerteter Spitzenschalldruckpegel
L_{Cpeak}
zehnfacher dekadischer Logarithmus des Verhältnisses des quadrierten, C-bewerteten, höchsten Momentanwertes des Schalldrucksignals (Spitzenschalldruck) zum Quadrat des Bezugsschalldruckes (p_0 = 20 µPa) innerhalb der Beurteilungszeit

Anmerkung 1 zum Begriff: Der Schalldruckpegel wird in Dezibel (dB) angegeben.

Anmerkung 2 zum Begriff: Siehe DIN EN 61672-1:2014-07, 3.9.

3.8
C-bewerteter Spitzenschalldruckpegel am maßgeblichen Immissionsort MI_C
$L_{Cpeak, M}$
C-bewerteter, höchster Momentanwert des Schalldruckpegels innerhalb der Beurteilungszeit am maßgeblichen Immissionsort MI_C

Anmerkung 1 zum Begriff: Bei Messungen am Ersatzimmissionsort ist $L_{Cpeak,M}$ unter Berücksichtigung des Korrekturwertes K_C aus $L_{Cpeak, E}$ zu bestimmen:

$$L_{Cpeak, M} = L_{Cpeak, E} + K_C$$

3.9
C-bewerteter Spitzenschalldruckpegel am Ersatzimmissionsort EI
$L_{Cpeak, E}$
C-bewerteter, höchster Momentanwert des Schalldruckpegels innerhalb der Beurteilungszeit am Ersatzimmissionsort EI

3.10
Ersatzimmissionsort EI
für die Beurteilung der Lärmimmission geeigneter Ort, der eine Messung des Nutzschalldruckpegels ohne verfälschende Störsignale, z. B. durch Publikum, sicherstellt

3.11
maßgeblicher Immissionsort MI_A
Ort für die Beurteilung der Lärmimmission, der dem Publikum zugänglich ist, an dem der höchste Wert des gemittelten Schalldruckpegels L_{Aeq} erwartet wird

3.12
maßgeblicher Immissionsort MI_C
Ort für die Beurteilung der Lärmimmission, der dem Publikum zugänglich ist, an dem der höchste Wert des Spitzen-Schalldruckpegels L_{Cpeak} erwartet wird

3.13
Korrekturwert für den A-bewerteten energieäquivalenten Dauerschallpegel am Ersatzimmissionsort
K_A
Differenz zwischen dem A-bewerteten energieäquivalenten Dauerschallpegel am maßgeblichen Immissionsort (MI_A) $L_{Aeq,M}$ und dem A-bewerteten energieäquivalenten Dauerschallpegel am Ersatzimmissionsort (EI) $L_{Aeq, E}$

$$K_A = L_{Aeq, M} - L_{Aeq, E}$$

3.14
Korrekturwert für den C-bewerteten Spitzenschalldruckpegel am Ersatzimmissionsort
K_C
Differenz zwischen dem C-bewerteten Spitzenwert des Schalldruckpegels am maßgeblichen Immissionsort (MI_C) $L_{Cpeak, M}$ und dem C-bewerteten Spitzenwert am Ersatzimmissionsort (EI) $L_{Cpeak,E}$:

$$K_C = L_{Cpeak, M} - L_{Cpeak, E}$$

oder: Differenz zwischen dem C-bewerteten äquivalenten Schalldruckpegel am maßgeblichen Immissionsort (MI_C) $L_{Ceq, M}$ und dem C-bewerteten äquivalenten Schalldruckpegel am Ersatzimmissionsort (EI) $L_{Ceq, E}$:

$$K_C = L_{Ceq, M} - L_{Ceq, E}$$

3.15
elektroakustische Beschallungsanlage
Gesamtheit der elektroakustischen Wandler zur Beschallung des Publikums

3.16
Nutzschall
Anteil am Gesamtschall, der durch die elektroakustische Beschallungsanlage erzeugt wird

3.17
Publikum
Besucher
Zuhörer
Zuschauer
Gesamtheit von Personen, die als Besucher, Zuhörer oder Zuschauer auch bei zeitlich begrenzter Mitwirkung an einer Veranstaltung oder Darbietung teilnehmen

3.18
Störschall
Anteil am Gesamtschall, der nicht durch die elektroakustische Beschallungsanlage erzeugt wird und nicht beurteilt werden soll, z. B. Geräusche des Publikums oder Geräusche von Pyrotechnik

4 Zulässige Pegel

4.1 Zulässiger Beurteilungspegel

Der zulässige Beurteilungspegel am maßgeblichen Immissionsort MI_A beträgt $L_r = 99$ dB. Seine Bestimmung richtet sich nach den Vorgaben in 5.1.

4.2 Zulässiger Spitzenschalldruckpegel

Der zulässige Spitzenschalldruckpegel beträgt *zul.* $L_{Cpeak,M} = 135$ dB. Dieser Wert darf während der gesamten Veranstaltung nicht überschritten werden.

5 Messung und Auswertung

5.1 Allgemeines

Die Messung muss vor Beginn der Veranstaltung gestartet werden. Die Beurteilungspegel sind für die Beurteilungszeit T_r von jeweils 30 Minuten, beginnend zur vollen und halben Stunde, fortlaufend zu bestimmen.

Verschiedenartige Vorgehensweisen zur Ermittlung und Dokumentation der Schallimmissionen für verschiedene Arten von Veranstaltungen sind in Anhang A gegeben. Im informativen Anhang B sind Beispiele für Messeinrichtungen dargestellt.

5.2 Messgeräte

Die Messgrößen müssen mit einem integrierenden Schallpegelmesser, der nachweislich mindestens die Anforderungen der Genauigkeitsklasse 2 nach DIN EN 61672-1 erfüllt, bestimmt werden.

Der Verwender (Betreiber, Messtechniker, Errichter) steht in der Verantwortung, dass das Mess-System einwandfrei funktioniert. Der Verwender der Messanlage legt unter Berücksichtigung der konkreten Situation ein geeignetes Intervall für einen Funktionstest fest und stellt dessen Einhaltung sicher.

Folgende Empfehlungen und Hinweise müssen beachtet werden:

— Das Kalibrierintervall ist durch den Hersteller vorzugeben.

— Die Überwachung der ordnungsgemäßen Funktion liegt in der Verantwortung des Verwenders. Der Verwender definiert ein angemessenes Intervall für den Funktionstest mittels Kalibrator (Kalibrator nach DIN EN IEC 60942). Der Nachweis der Funktionsprüfung sollte mindestens halbjährlich erfolgen.

— Bei mobilen Messsystemen ist ein Funktionstest vor und nach jeder Veranstaltung durchzuführen.

— Der Ablauf des Funktionstests ist nach der Bedienungsanleitung des genutzten Mess-Systems durchzuführen. Der Funktionstest muss alle Bestandteile (Mikrofon, Kabel, usw.) berücksichtigen.

Messunsicherheit:

Die verschiedenen Ursachen der Messunsicherheit wirken sich in zufälligen Abweichungen der Ergebnisse für den Beurteilungspegel aus. Die Streuung bei wiederholten Bestimmungen des Beurteilungspegels ist daher ein Maß für die Messunsicherheit und wird als Standardabweichung zahlenmäßig ausgedrückt.

Eine explizite Messunsicherheit des Messverfahrens kann aufgrund fehlender Datengrundlage derzeit nicht ausgewiesen werden.

Für die von den Messgeräten herrührenden Beiträge zur Messunsicherheit können erfahrungsgemäß im Normalfall folgende Werte angesetzt werden:

— ±1 dB für Geräte der Klasse 1 und

— ±1,5 dB für Geräte der Klasse 2.

Hierbei wird die erweitere Messunsicherheit angesetzt, die sich aus der Standardmessunsicherheit durch Multiplikation mit dem Erweiterungsfaktor $k = 2$ ergibt. Sie wird entsprechend ISO/IEC Guide 98-3 „Guide to the Expression of Uncertainty in Measurement (GUM)" ermittelt. Der Wert der Messgröße liegt dann im Regelfall mit einer Wahrscheinlichkeit von annähernd 95 % im zugeordneten Überdeckungsintervall.

Bei der Verortung des Messsystems sind die durch den Hersteller vorgegebenen physikalischen Randbedingungen für den ordnungsgemäßen Einsatz des Messsystems zu beachten.

5.3 Immissionsorte und Ersatzimmissionsort

Die maßgeblichen Immissionsorte, für die Beurteilungspegel gebildet werden, sind die für das Publikum zugänglichen Orte, an denen die höchsten Schalldruckpegel erwartet werden.

Wenn die Messungen der Schalldruckpegel an den maßgeblichen Immissionsorten während einer Veranstaltung durch das Publikum verfälscht werden können, ist die Messung an einem Ersatzimmissionsort erforderlich. Dieser sollte so weit vom Publikum und eventuell anderen Störgeräuschquellen entfernt sein, so dass das Messergebnis nicht relevant beeinflusst werden kann.

Die maßgeblichen Immissionsorte MI_A und MI_C können an unterschiedlichen Positionen liegen. Der Ort für den MI_A wird maßgeblich von den Lautsprechern für die Mitten und Höhen bestimmt, der Ort für den MI_C wird maßgeblich von den Lautsprechern für die (Sub-)Bässe bestimmt.

5.4 Korrekturwerte

5.4.1 Grundlagen

Da zwischen dem Ersatzimmissionsort und den maßgeblichen Immissionsorten Pegeldifferenzen auftreten können, sind Korrekturwerte zu ermitteln. Bei Durchführung der Messung an einem Ersatzimmissionsort sind diese Korrekturwerte für den A-bewerteten energieäquivalenten Dauerschallpegel L_{Aeq} und den C-bewerteten Spitzenschalldruckpegel L_{CPeak} während der Messung zu berücksichtigen und die Messwerte am Ersatzimmissionsort entsprechend zu korrigieren.

5.4.2 Bestimmung der Korrekturwerte

Die Ermittlung der Korrekturwerte K_A und K_C erfolgt durch Vergleichsmessungen der Mittelungspegel L_{Aeq} bzw. des C-bewerteten Spitzenschalldruckpegels L_{CPeak} an den maßgeblichen Immissionsorten und dem Messpunkt (Ersatzimmissionsort) im Vorfeld einer Veranstaltung. Die hierzu verwendete Beschallungsanlage muss identisch mit der während der Veranstaltung eingesetzten Beschallungsanlage sein.

Die Korrekturwerte können aus der Schallfeldanregung mit rosa Rauschen (40 Hz bis 20 000 Hz) bestimmt werden. Zur Bestimmung der Korrekturwerte muss die Messdauer mindestens 15 s betragen.

Der Korrekturwert K_C kann alternativ aus der Differenz der C-bewerteten energieäquivalenten Dauerschallpegel am Immissionsort und Ersatzimmissionsort ermittelt werden. Dieser Korrekturwert entspricht der Differenz der C-bewerteten Spitzenschalldruckpegel, ist aber reproduzierbarer zu ermitteln.

Bei der Bestimmung der Korrekturwerte ist darauf zu achten, dass kein Störschall (Störgeräusch) während der Messdauer das Messergebnis verfälscht.

Der Ersatzimmissionsort sollte so gewählt werden, dass die Korrekturwerte negativ werden, zum Beispiel nahe am Lautsprecher. Dies führt zu einem geringeren Einfluss von Störschall.

Auf eine ausreichende Pegelfestigkeit der Messkette ist zu achten.

5.4.3 Anwendung der Korrekturwerte

Die ermittelten Korrekturwerte gelten ausschließlich für den angewendeten Lautsprecheraufbau, die zugeordneten Immissionsorte und für die benutzte Messmikrofonanordnung.

Bei Messungen am Ersatzimmissionsort ist zusätzlich der Korrekturwert K_A zu berücksichtigen.

$$L_r = L_{Aeq,E} + K_A$$

Bei Messungen am Ersatzimmissionsort ist $L_{Cpeak,M}$ unter Berücksichtigung des Korrekturwertes K_C aus $L_{Cpeak,E}$ zu bestimmen:

$$L_{Cpeak,M} = L_{Cpeak,E} + K_C$$

5.5 Kenngrößen während der Veranstaltung

Dem Bedienpersonal der Beschallungsanlage sollten während der Veranstaltung die folgenden Kenngrößen für die maßgeblichen Immissionsorte angezeigt werden:

a) der A-bewertete energieäquivalente Schalldruckpegel $L_{Aeq,M}$ mit einer Mittelungszeit ≥ 5 s. Dieser Kurzzeitmittlungspegel ermöglicht es dem Bedienpersonal der Beschallungsanlage, den Schalldruckpegel auf einen geeigneten Wert einzustellen. Er sollte während der Veranstaltung unterhalb und höchstens kurzzeitig oberhalb des zulässigen Beurteilungspegels liegen;

b) der A-bewertete energieäquivalente Schalldruckpegel $L_{\text{Aeq, M}}$, ermittelt entsprechend der Vorgabe in 5.1.;

c) der C-bewertete Spitzenschalldruckpegel $L_{\text{Cpeak, M}}$.

5.6 Messprotokoll

Das Messprotokoll muss die folgenden Informationen enthalten:

a) Veranstalter;

b) Verfasser des Messprotokolls: Name und Unterschrift;

c) Datum und Veranstaltungsort;

d) Beurteilungspegel L_{r} und Spitzenschalldruckpegel L_{CPeak} aller Beurteilungszeiten;

e) Beginn und Ende der Messung;

f) verwendete Mess- und Kalibriergeräte;

g) Ergebnis des Funktionstests (mittels Kalibrator);

h) Lage der maßgeblichen Immissionsorte und des Ersatzimmissionsorts (Messpunkt);

i) Begründung für die Auswahl der maßgeblichen Immissionsorte im Hinblick auf die Anordnung der genutzten Beschallungsanlage;

j) Korrekturwerte K_{A}, K_{C} und die Art der Ermittlung.

Zusätzlich sollten folgende Informationen enthalten sein:

k) Name der Veranstaltung;

l) Beginn und Ende der Veranstaltung;

m) zeitlicher Veranstaltungsablauf;

n) Bedienpersonal der Beschallungsanlage, z. B. DJ, FOH-Techniker, Mischer.

Ein Beispiel für ein Messprotokoll ist in Anhang C (informativ) gegeben.

6 Schutzmaßnahmen und Information über Gefährdung des Gehörs

6.1 Allgemeines

Zur Wahrnehmung der Verkehrssicherungspflicht sind in Abhängigkeit von der Höhe der zu erwartenden Beurteilungspegel und C-bewerteten Spitzenschalldruckpegel Schutzmaßnahmen zu ergreifen und das Publikum ist über die Gefährdung des Gehörs zu informieren.

6.2 Allgemeine Schutzmaßnahmen

Der Aufenthalt des Publikums im Nahbereich der Lautsprecher sollte durch geeignete Maßnahmen, z. B. Absperrungen oder Positionierung der Lautsprecher verhindert werden, da in unmittelbarer Nähe von Schallquellen höhere Schalldruckpegel auftreten.

Mögliche Maßnahmen zur Einhaltung der zulässigen Pegel können sein:

— Limitierung der Beschallungsanlage;

— Begrenzung der Beschallungspegel durch das Bedienpersonal auf Grundlage der begleitenden Messungen.

Im informativen Anhang B sind Beispiele für die Limitierung von Beschallungsanlagen durch Pegelbegrenzung dargestellt.

6.3 Schutzmaßnahmen bei einem Beurteilungspegel von 85 dB und mehr

Die Höhe der individuellen wöchentlichen Lärmdosis kann der Besucher durch seine Aufenthaltsdauer im Lärm beeinflussen. Um diese Eigenverantwortung wahrnehmen zu können, muss das Publikum informiert werden, wenn es sich in Lärmbereichen mit Beurteilungspegeln von 85 dB und mehr aufhält, da der Beurteilungspegel subjektiv nicht ausreichend eingeschätzt werden kann.

ANMERKUNG Folgende Maßnahmen (sofern sämtliche Teilnehmer der Veranstaltung damit erreicht werden) können geeignet sein: Aufdruck auf Eintrittskarten, Handzettel, Speisen- und Getränkekarte, Aushang, Durchsage, Anzeigetafel (Visualisierung).

6.4 Schutzmaßnahmen bei einem Beurteilungspegel von 95 dB und mehr oder längerer Schallexpositionsdauer

Zusätzlich wird bei einem Beurteilungspegel von 95 dB und mehr dem Publikum das Tragen von Gehörschutzmitteln nach der Normenreihe DIN EN 352 zum sicheren Schutz des Gehörs empfohlen. Diese Gehörschutzmittel müssen dem Publikum durch den Veranstalter zur Verfügung gestellt werden.

Für eine zu erwartende Expositionsdauer von über 120 Minuten muss der Inhaber der Verkehrssicherungspflicht den Beurteilungspegel energieäquivalent unter dem zulässigen Beurteilungspegel halten oder ist verpflichtet das Publikum auf zusätzliche Eigenschutzmaßnahmen hinzuweisen. Dies kann durch akustische oder visuelle Hinweise geschehen.

Eine optische Anzeige durch die Messeinrichtung ermöglicht dem Bedienungspersonal der Beschallungsanlage, während der Veranstaltung auf zu hohe Schalldruckpegel reagieren zu können, um gegebenenfalls die Lautstärke zu reduzieren. Die Signalisierung kann nach Tabelle 1 den jeweiligen Erfordernissen aus einem A-bewerteten Mittelungspegel ($T \geq 5$ s) generiert werden.

Tabelle 1 — Beispiel einer optischen Anzeige zur Darstellung des Schalldruckpegels für das Bedienpersonal

Farbe der Signalisierung	Leuchtet auf bei L_{Aeq}
Rot	> 99 dB
Gelb	95 dB bis 99 dB

Auf die Ermittlung des Beurteilungspegels kann verzichtet werden, wenn sichergestellt ist, dass der zulässige Pegel nicht überschritten wird. Sofern dazu eine technische Einrichtung (z. B. Limiter) verwendet wird, ist die gesamte Anlage gegen Veränderung zu schützen und die technische Einrichtung hinsichtlich der Wirksamkeit regelmäßig zu überprüfen.

Anhang A
(informativ)

Beispiele für verschiedene Arten von Veranstaltungen

A.1 Allgemeines

In der Praxis werden zum Teil verschiedenartige Vorgehensweisen zur Ermittlung und Dokumentation der Schallimmissionen sinnvoll sein. Daher wird im Folgenden an Hand von drei beispielhaften Veranstaltungssituationen dargestellt, wie eine Sicherstellung der Nichtüberschreitung der zulässigen Pegel umgesetzt werden kann.

A.2 Festinstallierte Beschallungsanlage für den Live-Betrieb

Bei Live-Veranstaltungen sind elektronische Pegelbegrenzungseinheiten (Limiter) oftmals nicht sinnvoll einsetzbar. Es bietet sich hier die feste Installation einer Messeinrichtung an.

Die Bestimmung der Korrekturwerte K_A und K_C erfolgt einmalig bei der Einrichtung der Messgeräte. Die weiteren Messungen im Betrieb erfolgen ausschließlich am Ersatzimmissionsort. Das Bedienpersonal der Beschallungsanlage erhält eine optische Anzeige nach 6.4 „Einsatz optischer Anzeigen für das Bedienpersonal".

A.3 Wechselnde Beschallungsanlagen

In Spielstätten mit häufig wechselnden Produktionen können unterschiedliche Beschallungsanlagen und Bühnensituationen auftreten.

Die Korrekturwerte K_A und K_C sind für veränderte Situation jeweils neu zu bestimmen.

Die Messung kann mit einem mobilen oder fest installierten Messgerät erfolgen, das geeignet ist, die erforderliche optische Anzeige nach 6.4 „Einsatz optischer Anzeigen für das Bedienpersonal" zur Verfügung zu stellen.

A.4 Fest installierte Beschallungsanlage zur Wiedergabe von Tonträgern

Die Nichtüberschreitung der zulässigen Pegel kann durch den Einsatz einer manipulationssicher installierten Anlage und eines Limiters sichergestellt werden und sollte regelmäßig auf ihre Wirksamkeit überprüft werden.

Limiter eignen sich insbesondere dort, wo Beschallung überwiegend oder ausschließlich per Tonträger erfolgt.

Eine optische Anzeige bei Überschreitung der zulässigen Pegel ist nicht erforderlich, da die Überschreitung technisch ausgeschlossen ist.

Anhang B
(informativ)

Beispiele für Messeinrichtungen und Limitierungen

Eine Beispielhafte Darstellung einer Messeinrichtung nach Abschnitt 5 ist in Bild B.1 dargestellt.

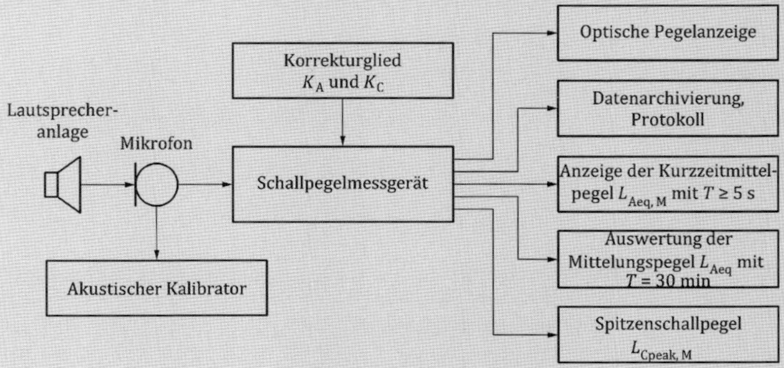

Bild B.1 — Beispielhafte Darstellung einer Messeinrichtung

Die Limitierung ohne Messmikrofon ist in Bild B.2 dargestellt.

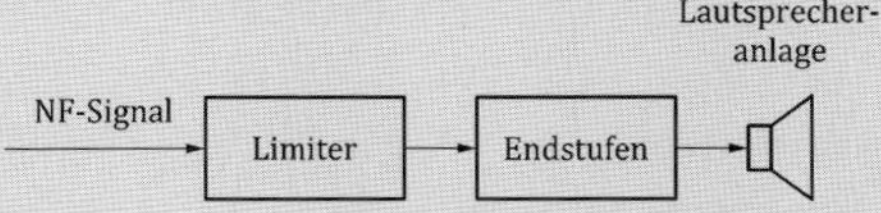

Bild B.2 — Limitierung von Beschallungsanlagen ohne Messmikrofon

Die Limitierung mit Messmikrofon ist in Bild B.3 dargestellt.

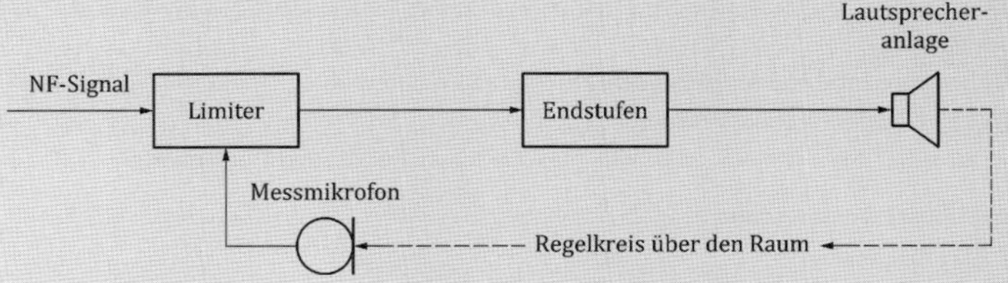

Bild B.3 — Limitierung von Beschallungsanlagen mit Messmikrofon

Anhang C
(informativ)

Messprotokoll Beispiel

Veranstaltung

Kleinkleckersdorf Open Air

15.08.2020

Kleinkleckersdorf Marktplatz

Veranstalter

Jugendtreff Kleinkleckersdorf

Bahnhofsstrasse 42

12345 Kleinkleckersdorf

Veranstaltungsablauf

17:08	Publikumseinlass
18:07 bis 19:00	Auftritt Musikgruppe „Handlungsbedarf“
19:45 bis 20:30	Auftritt Musikgruppe „Placebo forte“
21:00 bis 22:45	Auftritt Musikgruppe „Der Gerät“
23:37	Publikum hat das Gelände verlassen

Beschallungsanlage

Front	links und rechts je 8 x RockLine 208
Frontfill	4 x MuFu
Outfill	2 x MuFu
Sub-Array	8 x Örpz

Bedienpersonal der Beschallungsanlage

Heiner Schulz (FOH-Betreuung, Handlungsbedarf)

Georg Häberle (Placebo Forte)

Werner Bangemann (Der Gerät)

Immissionsort und Ersatzimmissionsort

Die maßgeblichen Immissionsorte liegen auf Achse der PA hinter dem Absperrgitter, es wurde die rechte Seite gewählt.

MI_A liegt 3 m hinter dem Absperrgitter.

MI_C liegt unmittelbar hinter dem Absperrgitter.

Der Ersatzimmissionsort liegt direkt unter dem PA-System (rechts) leicht außermittig.

Verantwortlicher Messtechniker

Michael Mustermann

Mess- und Kalibriergeräte

Messgerät SuperMess 2020	#123 45	Klasse 1
Messmikrofon M215 L	#123 67	Klasse 1
Kalibrator SuperCal	#123 89	Klasse 2

Ergebnis des Funktionstests (mittels Kalibrator)

15.08.2020 11:19:40	M: 113,9 dB	K: 114,0 dB	Ä: 0,1 dB
15.08.2020 22:49:39	M: 113,8 dB	K: 114,0 dB	Ä: 0,2 dB

Kalibrierabweichung über die Messung: 0,2 dB

Korrekturwerte

Die Korrekturwerte wurden durch serielle Differenzmessung mit rosa Rauschen ermittelt.

K_A −4,9 dB (87,8 dB – 92,7 dB)

K_C −7,8 dB (103,8 dB – 111,6 dB)

Messwerte

Datum	Messdauer	L_r dB	L_{cpeak} dB
15.08.20	18:00 – 18:30	49,8	83,9
15.08.20	18:30 – 19:00	96,3	125,4
15.08.20	19:00 – 19:30	96,0	125,2
15.08.20	19:30 – 20:00	68,1	98,0
15.08.20	20:00 – 20:30	93,9	124,0
15.08.20	20:30 – 21:00	96,5	125,8
15.08.20	21:00 – 21:30	91,1	123,9
15.08.20	21:30 – 22:00	96,7	123,4
15.08.20	22:00 – 22:30	100,2	128,0
15.08.20	22:30 – 23:00	97,7	129,3

Höchster L_r	100,2 dB
Höchster L_{Cpeak}	129,3 dB
Messung	18:07 bis 22:42

Anmerkungen zum Protokoll

— Die FoH-Techniker wurden im Vorfeld auf die Schallpegelmessung und auf die Pegelgrenzen hingewiesen.

— 22:17 Uhr: FoH-Techniker wurde vom Messtechniker auf Pegelüberschreitung hingewiesen und hat darauf den Pegel reduziert.

Unterschrift

Kleinkleckersdorf, 16.08.2020

Verfasser des Messprotokolls:
Datum/Name, Unterschrift

Literaturhinweise

[1] Schallpegel in Diskotheken und bei Musikveranstaltungen/Umweltbundesamt. — Berlin: Umweltbundesamt.

Teil 1: Gesundheitliche Aspekte/von Wolfgang Babisch. — 2000. — 74 S.: (WaBoLu-Hefte; 2000,3) Signatur: DBF 2001 B 6381; IDN: 96096133X

http://www.apug.de/archiv/pdf/DISKO_1.pdf

Teil 2: Studie zu den Musikhörgewohnheiten von Oberschülern/von Wolfgang Babisch; Bodo Bohn [u. a.]. — 2000. — 88 S.: (WaBoLu-Hefte; 2000,4) Signatur: DBF 2001 B 6375; IDN: 96096150X

Teil 3: Studie zur Akzeptanz von Schallpegelbegrenzungen in Diskotheken/von Wolfgang Babisch; Bodo Bohn [u. a.]. — 2000. — 88 S.: (WaBoLu-Hefte; 2000,4) Signatur: DBF 2001 B 6375; IDN: 96096150X

http://www.apug.de/archiv/pdf/DISKO_2-3.pdf

[2] Beschluss der Gesundheitsministerkonferenz der Länder vom 1.7.2005, Top 7.1, „Maßnahmen zur Verhinderung von Gehörschäden durch Musikveranstaltungen einschließlich Diskothekenlärm" (http://www.gmkonline.de/?&nav=beschluesse_78&id=78_07.01)

[3] Richtlinie 2003/10/EG, Richtlinie 2003/10/EG des Europäischen Parlaments und des Rates vom 6. Februar 2003 über Mindestvorschriften zum Schutz von Sicherheit und Gesundheit der Arbeitnehmer vor der Gefährdung durch physikalische Einwirkungen (Lärm) (17. Einzelrichtlinie im Sinne des Artikels 16 Absatz 1 der Richtlinie 89/391/EWG)

DIN 45641, *Mittelung von Schallpegeln*

ISO 1999, *Acoustic — Estimation of noise-induced hearing loss*

ISO/IEC Guide 98-3, *Uncertainty of measurement — Part 3: Guide to the expression of uncertainty in measurement*

Teil II

Lärm- und Vibrations-Arbeitsschutzverordnung

Kommentar LärmVibrationsArbSchV

Die *Verordnung zum Schutz der Beschäftigten vor Gefährdungen durch Lärm und Vibrationen (kurz Lärm- und Vibrations-Arbeitsschutzverordnung* abgekürzt *LärmVibrationsArbSchV)* wurde auf Grundlage der Ermächtigung in § 18 ArbSchG erlassen.

Die LärmVibrationsArbSchV setzt zwei EG-Richtlinien in nationales Recht um, konkret:

- die RICHTLINIE 2002/44/EG DES EUROPÄISCHEN PARLAMENTS UND DES RATES vom 25. Juni 2002 über Mindestvorschriften zum Schutz von Sicherheit und Gesundheit der Arbeitnehmer vor der Gefährdung durch physikalische Einwirkungen (Vibrationen)
- und die RICHTLINIE 2003/10/EG DES EUROPÄISCHEN PARLAMENTS UND DES RATES vom 6. Februar 2003 über Mindestvorschriften zum Schutz von Sicherheit und Gesundheit der Arbeitnehmer vor der Gefährdung durch physikalische Einwirkungen (Lärm).

Inhaltsübersicht

Abschnitt 1 Anwendungsbereich und Begriffsbestimmungen

§ 1 Anwendungsbereich

(1) Diese Verordnung gilt zum Schutz der Beschäftigten vor tatsächlichen oder möglichen Gefährdungen ihrer Gesundheit und Sicherheit durch Lärm oder Vibrationen bei der Arbeit.

Der Anwendungsbereich dieser Verordnung ist auf den Schutz der Beschäftigten beschränkt. Der Begriff des *Beschäftigten* ist in ArbSchG § 2 (2) definiert. Der Schutz Dritter ist nicht Anwendungsbereich dieser Verordnung, hier können andere Regelungswerke greifen – für den Schutz der Anwohner vor Lärmbelästigung beispielsweise die TA Lärm, für den Schutz des Publikums bei Musikveranstaltungen DIN 15905-5.

Schutzziel ist der Schutz vor tatsächlichen oder möglichen Gefährdungen der Gesundheit und Sicherheit. Bei dem Begriff der *Gefährdung* handelt es sich – vereinfacht formuliert – um die Möglichkeit eines Schadens. Eine *mögliche Gefährdung* ist somit die „Möglichkeit einer Möglichkeit“ – deutlicher kann der Gesetzgeber nicht klarstellen, dass Beschäftigte auch vor unwahrscheinlichen Schadensszenarien geschützt werden sollen. Relevant wird dies vor dem Begriff der *Sicherheit*, der neben den Begriff der *Gesundheit* tritt: Eine Gefährdung kann auch dadurch entstehen, dass in lauter Umgebung Anweisungen nicht oder falsch verstanden werden und dadurch Beschäftigte in Gefahr gebracht werden. Eine mögliche Gefährdung der Sicherheit ist dann anzunehmen, wenn es passieren kann, dass es zu laut wird, als dass Anweisungen korrekt verstanden werden, und dadurch die Sicherheit der Beschäftigten beeinträchtigt werden kann.

(2) Das Bundesministerium der Verteidigung kann für Beschäftigte, die Lärm und Vibrationen ausgesetzt sind oder ausgesetzt sein können, Ausnahmen von den Vorschriften dieser Verordnung zulassen, soweit öffentliche Belange dies zwingend erfordern, insbesondere für Zwecke der Landesverteidigung oder zur Erfüllung zwischenstaatlicher Verpflichtungen der Bundesrepublik Deutschland. In diesem Fall ist gleichzeitig festzulegen, wie die Sicherheit und der Gesundheitsschutz der Beschäftigten nach dieser Verordnung auf andere Weise gewährleistet werden kann.

Die Erfüllung zwischenstaatlicher Verpflichtungen sind insbesondere Bündnisverpflichtungen sowie andere Militäreinsätze der Bundeswehr im Ausland, ohne dass ein Verteidigungsfall vorliegt. In solchen Fällen können die Bestimmungen dieser Verordnung nicht einfach ignoriert werden, sondern das Verteidigungsministerium lässt dann Ausnahmen zu und legt fest, wie auf andere Weise der Schutz der Beschäftigten gewährleistet werden kann.

§ 2 Begriffsbestimmungen

(1) Lärm im Sinne dieser Verordnung ist jeder Schall, der zu einer Beeinträchtigung des Hörvermögens oder zu einer sonstigen mittelbaren oder unmittelbaren Gefährdung von Sicherheit und Gesundheit der Beschäftigten führen kann.

Bei Schall handelt es sich im Regelfall um Luftschall. Das schließt nicht aus, dass der Schall in der Übertragungsstrecke irgendwo als Körperschall oder Flüssigkeitsschall weitergeleitet wird, die Übertragung zum Ohr erfolgt jedoch fast immer als Luftschall.

Um Lärm handelt es sich dann, wenn er die „Unerheblichkeitsschwelle" übersteigt. Als erster Punkt ist hier die Beeinträchtigung des Hörvermögens genannt. Eine *Beeinträchtigung des Hörvermögens* ist ein Ereignis unterhalb des Gehörschadens. Von einem Gehörschaden spricht man nach VDI 2058 Blatt 2 (*Beurteilung von Lärm hinsichtlich Gehörgefährdung*) dann, wenn eine audiometrisch nachweisbare Hörminderung von mehr als 40 dB bei 3 kHz vorliegt.

Eine Hörminderung hingegen ist alles, was sich audiometrisch nachweisen lässt. Solche Hörminderungen sind zu unterscheiden in *vorübergehende Hörminderungen* (die sich bei einer Erholung des Gehörs wieder zurückbilden) und *bleibende Hörminderungen*. Nach dem statistischen Schädigungsmodell in ISO 1999 ist bei längerer Einwirkdauer oberhalb eines Lärmexpositionspegels von 75 dB mit bleibenden Hörminderungen zu rechnen.

Lärm kann auch mittelbar die Sicherheit oder Gesundheit der Beschäftigten beeinträchtigen. Klassisches Beispiel dafür sind akustische Warnsignale, die bei Lärm nicht mehr wahrgenommen werden, und sicherheitsrelevante Kommunikation, die bei Lärm nicht korrekt verstanden wird.

> (2) Der Tages-Lärmexpositionspegel (L (tief) EX,8h) ist der über die Zeit gemittelte Lärmexpositionspegel bezogen auf eine Achtstundenschicht. Er umfasst alle am Arbeitsplatz auftretenden Schallereignisse.

Der Tages-Lärmexpositionspegel wird gemäß DIN EN ISO 9612 *(Akustik – Bestimmung der Lärmexposition am Arbeitsplatz – Verfahren der Genauigkeitsklasse 2 (Ingenieurverfahren))* nach der folgenden Formel gebildet:

$$L_{\mathrm{EX,8h}} = L_{p,\mathrm{A,eq}T_{\mathrm{e}}} + 10\ \lg\left[\frac{T_{\mathrm{e}}}{T_0}\right]\ \mathrm{dB}$$

Ausgangsgröße ist der A-bewertete energieäquivalente Mittelungspegel über die tatsächliche Arbeitszeit T_e. Ist die tatsächliche Arbeitszeit länger als acht Stunden (T_0), dann ergibt sich ein Zuschlag. Ist die tatsächliche Arbeitszeit kleiner als T_0, dann wird der gebildete Logarithmus negativ, sodass sich ein Abschlag ergibt. Beträgt beispielsweise T_e vier Stunden, dann errechnet sich ein Abschlag von 3 dB – die Lärmexposition „darf" also 3 dB höher sein als bei einer tatsächlichen Arbeitszeit von acht Stunden.

Hintergrund dieses Zeitzuschlags ist das energieäquivalente Schädigungsmodell. Nach diesem Modell – das derzeit als Stand der Technik angesehen werden kann – hängt das Schädigungspotenzial von Lärm maßgeblich von dessen Energiegehalt ab, und das ist nun mal Schallintensität mal Einwirkdauer. Da es sich beim Schallpegel um ein logarithmisches Maß handelt, muss die Einflussgröße der Zeit nun ebenfalls logarithmiert werden.

(3) Der Wochen-Lärmexpositionspegel (L (tief) EX,40h) ist der über die Zeit gemittelte Tages-Lärmexpositionspegel bezogen auf eine 40-Stundenwoche.

Der Wochen-Lärmexpositionspegel $L_{EX,40}$ kann analog zum Tages-Lärmexpositionspegel gebildet werden, die Beurteilungszeit T_0 beträgt dann 40 Stunden.

Die zuständige Behörde kann auf Antrag des Arbeitgebers zulassen, dass bei einer stark schwankenden Lärmexposition anstatt des Tages-Lärmexpositionspegels der Wochen-Lärmexpositionspegel verwendet wird. Zu den weiteren Voraussetzungen siehe § 15.

(4) Der Spitzenschalldruckpegel (L (tief) pC,peak) ist der Höchstwert des momentanen Schalldruckpegels.

Während Lärmexpositionspegel über viele Stunden gemittelt werden, beschreibt der Spitzenschalldruckpegel $L_{pC,peak}$ ein Momentanereignis.

Während Dauerschalldruckpegel für die Bewertung des Risikos eines Langzeithörschadens herangezogen werden, beschreibt der Spitzenschalldruckpegel die Gefahr einer sofortigen Schädigung. Solche sofortigen Schädigungen können auch durch tieferfrequente Schallereignisse ausgelöst werden, deshalb wird hier statt der A- die C-Frequenzbewertungskurve verwendet.

(5) Vibrationen sind alle mechanischen Schwingungen, die durch Gegenstände auf den menschlichen Körper übertragen werden und zu einer mittelbaren oder unmittelbaren Gefährdung von Sicherheit und Gesundheit der Beschäftigten führen können. Dazu gehören insbesondere

1. mechanische Schwingungen, die bei Übertragung auf das Hand-Arm-System des Menschen Gefährdungen für die Gesundheit und Sicherheit der Beschäftigten verursachen oder verursachen können (Hand-Arm-Vibrationen), insbesondere Knochen- oder Gelenkschäden, Durchblutungsstörungen oder neurologische Erkrankungen, und
2. mechanische Schwingungen, die bei Übertragung auf den gesamten Körper Gefährdungen für die Gesundheit und Sicherheit der Beschäftigten verursachen oder verursachen können (Ganzkörper-Vibrationen), insbesondere Rückenschmerzen und Schädigungen der Wirbelsäule.

Die Unterscheidung zweier grundsätzlich unterschiedlicher Vibrationsarten bzw. derart gewählter Begriffe (Hand-Arm-Vibrationen bzw. Ganzkörper-Vibrationen) ergibt großen Sinn, da sowohl die Art der Einwirkung als auch die möglichen Schadwirkungen sich grundlegend unterscheiden. Einerseits ist es natürlich das räumliche Vorkommen gesundheitlicher Beeinträchtigungen im Hand-Arm-Bereich, das auch zur Namensgebung geführt hat, andererseits kann man klar erkennen, dass der Einfluss von Hand-Arm-Vibrationen zumeist eher „aktiv“ dominiert ist. Man packt zu und tut etwas und setzt sich damit zumeist unmittelbar den Vibrationen aus. Demgegenüber erfolgt das kognitive Wahrnehmen von Ganzkörper-Vibrationen eher als ein „passiver“ Akt. Man sitzt oder steht auf/in etwas und erduldet die vorhandenen Vibrationen. – Dieses Verständnis ist wichtig, vor allem wenn es um den Kontakt zu und die Argumentation mit den Mitarbeitern geht.

(6) Der Tages-Vibrationsexpositionswert A (8) ist der über die Zeit nach Nummer 1.1 des Anhangs für Hand-Arm-Vibrationen und nach Nummer 2.1 des Anhangs für Ganzkörper-Vibrationen gemittelte Vibrationsexpositionswert bezogen auf eine Achtstundenschicht.

Der Tages-Vibrationsexpositionswert ist die maßgebliche Größe, die für jeden Arbeitsplatz, Mitarbeiter etc. zu ermitteln und mit den Auslöse- und Expositionsgrenzwerten zu vergleichen ist.

(7) Fachkundig ist, wer über die erforderlichen Fachkenntnisse zur Ausübung einer in dieser Verordnung bestimmten Aufgabe verfügt. Die Anforderungen an die Fachkunde sind abhängig von der jeweiligen Art der Aufgabe. Zu den Anforderungen zählen eine entsprechende Berufsausbildung oder Berufserfahrung jeweils in Verbindung mit einer zeitnah ausgeübten einschlägigen beruflichen Tätigkeit sowie die Teilnahme an spezifischen Fortbildungsmaßnahmen.

Die Definition der Fachkunde ist primär für den § 5 relevant. Die Definition setzt sehr auf unbestimmte Rechtsbegriffe (*erforderliche Fachkenntnisse*, *abhängig von der Art der Aufgabe* ...). Im Zweifelsfall ist es hilfreich, wenn die Betreffenden zumindest irgendetwas dokumentiert nachweisen können, und sei es den Besuch eines entsprechenden Seminars eines Herstellers von Schallpegelmessgeräten.

(8) Der Stand der Technik ist der Entwicklungsstand fortschrittlicher Verfahren, Einrichtungen oder Betriebsweisen, der die praktische Eignung einer Maßnahme zum Schutz der Gesundheit und zur Sicherheit der Beschäftigten gesichert erscheinen lässt. Bei der Bestimmung des Standes der Technik sind insbesondere vergleichbare Verfahren, Einrichtungen oder Betriebsweisen heranzuziehen, die mit Erfolg in der Praxis erprobt worden sind. Gleiches gilt für die Anforderungen an die Arbeitsmedizin und die Arbeitshygiene.

Diese Definition wurde aus dem BImSchG übernommen und ist so auch in der GefStoffV zu finden. Der *Stand der Technik* geht über die *anerkannten Regeln der Technik* hinaus. Zu den *anerkannten Regeln der Technik* zählen insbesondere DIN-Normen (also auch DIN VDE, DIN EN, DIN ISO ...) und berufsgenossenschaftliche Vorschriften. Solche *anerkannten Regeln der Technik* werden mit besonderer Sorgfalt erstellt und häufig international abgestimmt. Das benötigt eine gewisse Zeit, von daher hinken die anerkannten Regeln der Technik stets ein paar Jahre dem *Stand der Technik* hinterher. Der *Stand der Technik* wird in berufsgenossenschaftlichen Informationsschriften und Regeln (BGI, BGR) beschrieben, teilweise auch in Fachzeitschriften. Der *Stand der Technik* ist aber auch abzugrenzen vom *Stand der Wissenschaft*: Die neuesten Forschungsergebnisse zählen noch nicht zum *Stand der Technik*, hier bedarf es erst der Bewährung in der Praxis.

In der LärmVibrationsArbSchV wird an verschiedenen Stellen eine Vorgehensweise nach dem *Stand der Technik* gefordert. Dies schließt die Anwendung der *anerkannten Regeln der Technik* mit ein. Der *Stand der Wissenschaft* ist dagegen nicht gefordert.

> (9) Den Beschäftigten stehen Schülerinnen und Schüler, Studierende und sonstige in Ausbildungseinrichtungen tätige Personen, die bei ihren Tätigkeiten Lärm und Vibrationen ausgesetzt sind, gleich.

Die genannten Personengruppen fallen nicht unter den Beschäftigten-Begriff des Arbeitsschutzgesetzes (auf das die LärmVibrationsArbSchV aufsetzt). Analog sind dann Schulleiter und Rektoren von Hochschulen den Arbeitgebern gleichgestellt (diese Verantwortung nehmen sie bereits bezüglich denen in ihren Einrichtungen Beschäftigten wahr).

Abschnitt 2 Ermittlung und Bewertung der Gefährdung; Messung

> **§ 3 Gefährdungsbeurteilung**
>
> (1) Bei der Beurteilung der Arbeitsbedingungen nach § 5 des Arbeitsschutzgesetzes hat der Arbeitgeber zunächst festzustellen, ob die Beschäftigten Lärm oder Vibrationen ausgesetzt sind oder ausgesetzt sein können. Ist dies der Fall, hat er alle hiervon ausgehenden Gefährdungen für die Gesundheit und Sicherheit der Beschäftigten zu beurteilen. Dazu hat er die auftretenden Expositionen am Arbeitsplatz zu ermitteln und zu bewerten.

Der Verordnungsgeber hat im ersten Absatz ein zweistufiges Verfahren bei der Gefährdungsbeurteilung eingeführt, es aber versäumt, in den anderen Teilen der Verordnung klar zu unterscheiden, ob er sich jeweils auf beide Stufen oder nur auf die zweite Stufe bezieht. Vor dem Hintergrund, dass fast alles Zuwiderhandeln gegen die LärmVibrationsArbSchV gleich eine Ordnungswidrigkeit ist, muss daran Kritik geübt werden.

Die beiden Stufen bei der Gefährdungsbeurteilung sind

- eine qualitative Analyse, ob die Beschäftigten überhaupt Lärm und Vibrationen ausgesetzt sind oder sein könnten („Analysephase"), und
- eine zweite Phase, in der die Expositionen quantitativ ermittelt und bezüglich der Gefährdung der Beschäftigten bewertet werden („Bewertungsphase").

Die Bewertungsphase muss erst dann durchgeführt werden, wenn die Analysephase zu dem Ergebnis kommt, dass die Beschäftigten Lärm und Vibrationen ausgesetzt sind oder sein könnten. Gemäß den Begriffsbestimmungen in § 2 handelt es sich bei solchen Expositionen erst dann um Lärm oder Vibrationen, wenn sie geeignet sind, eine Gefährdung von Gesundheit oder Sicherheit der Beschäftigten zu bewirken – dies beschränkt sich jedoch nicht auf eine direkte Gefährdung, sondern kann auch indirekt geschehen (z. B. Überhören von Warnsignalen durch Lärm geringer Expositionspegel).

Da im Gesetzestext sowohl für den Gesamtvorgang als auch für die zweite Phase das Verb *beurteilen* verwendet wird, ist zunächst zweifelhaft, was denn nun gemeint ist, wenn in dieser Verordnung von *Gefährdungsbeurteilung* die Rede ist, und dann jeweils durch Auslegung zu bestimmen:

- Die konkreten Anforderungen an die Gefährdungsbeurteilung nach Absatz 2 ergeben inhaltlich keinen Sinn, wenn in der Analysephase festgestellt wird, dass die Beschäftigten weder Lärm noch Vibrationen ausgesetzt sind. Sie beziehen sich augenscheinlich nur auf die Bewertungsphase.
- Die Dokumentation nach Absatz 4 ist auch für eine Gefährdungsbeurteilung durchzuführen, die nur die Analysephase umfasst, kann sich dann aber auf die Aussage beschränken, dass keine Gefährdung durch Lärm oder Vibrationen auftreten oder auftreten können und somit keine Maßnahmen erforderlich sind.
- Die geforderte Fachkunde nach § 5 ist grundsätzlich auch für die Analysephase erforderlich, weil sonst keine sachgerechte Beurteilung möglich wäre, ob die Beschäftigten überhaupt einer Gefährdung durch Lärm oder Vibrationen ausgesetzt sind oder sein könnten. Es gibt jedoch etliche Arbeitsplätze, die augenscheinlich überhaupt keinen relevanten Expositionen von Schall und Vibrationen ausgesetzt sind. Hier wird die lebenspraktische Erfahrung eines gewöhnlichen Arbeitsgebers oder Beschäftigten als Fachkunde ausreichen.

> Der Arbeitgeber kann sich die notwendigen Informationen beim Hersteller oder Inverkehrbringer von Arbeitsmitteln oder bei anderen ohne weiteres zugänglichen Quellen beschaffen.

Dieser Satz ist im Bereich der Vibrationen eine große Erleichterung bei der Gefährdungsbeurteilung, weil er eine „Ermittlung der Gefährdung per Datenblatt" zulässt. Im Bereich der Vibrationen sind Beschäftigte häufig nur dem Einfluss einer einzigen Vibrationsquelle ausgesetzt. Dort, wo es mehrere sind, treten ihre Einwirkungen häufig nicht gleichzeitig, sondern zeitlich nacheinander auf. Sofern die Expositionen aller Vibrationsquellen einzeln unter dem Auslösewert liegen, liegt dann auch die Gesamtexposition darunter.

Im Bereich der Lärmexposition sieht dies anders aus. Zunächst einmal hängt die Schallexposition ganz maßgeblich auch von der Umgebung ab – ist diese eher reflektierend oder eher absorbierend, gibt es Schallhindernisse zwischen der Lärmquelle und dem Gehör des Beschäftigten? Darüber hinaus erzeugen fast immer mehrere Lärmquellen eine Mischbelastung, sodass ein Auslösewert erreicht oder überschritten werden kann, obwohl die Lärmexpositionen aller beteiligten Lärmquellen einzeln betrachtet darunterliegen.

Lässt sich die Einhaltung der Auslöse- und Expositionsgrenzwerte nicht sicher ermitteln, hat er den Umfang der Exposition durch Messungen nach § 4 festzustellen.

Die Ermittlung einer Lärmexposition aus den Schallleistungspegeln der beteiligten Arbeitsmittel (sofern deren Hersteller diesen Wert überhaupt erst zur Verfügung stellen) ist sehr aufwendig, da auch das akustische Verhalten des Arbeitsplatzes (Lärmhindernisse, Absorption, Reflektion) zu berücksichtigen ist. Lärmexpositionen wird man fast immer messen müssen. Davon absehen kann man dann, wenn die beteiligten Lärmquellen einzeln alle deutlich unter dem unteren Auslösewert liegen.

Entsprechend dem Ergebnis der Gefährdungsbeurteilung hat der Arbeitgeber Schutzmaßnahmen nach dem Stand der Technik festzulegen.

Auch dies ist eine Anforderung, die sich direkt so aus dem Arbeitsschutzgesetz ergibt.

(2) Die Gefährdungsbeurteilung nach Absatz 1 umfasst insbesondere

Die Anforderungen an die Beurteilung der Arbeitsbedingungen werden in ArbSchG § 5 nicht weiter konkretisiert. Aus dem Schutzziel lässt sich ableiten, dass alle relevanten Aspekte zu berücksichtigen sind und dabei der Stand der Technik zu beachten ist, aber was genau erforderlich ist, lässt sich häufig nur schwer bestimmen. Dass dies hier für Expositionen aus Lärm und Vibrationen konkretisiert wird, erhöht massiv die Rechtssicherheit der Arbeitgeber. Es ist dabei jedoch zu beachten, dass diese Liste nicht abschließend ist – ergeben sich aus den Besonderheiten des betreffenden Betriebes weitere relevante Aspekte, so sind auch diese in die Gefährdungsbeurteilung mit aufzunehmen.

> 1. bei Exposition der Beschäftigten durch Lärm
>
>   a) Art, Ausmaß und Dauer der Exposition durch Lärm,

Ausmaß und Dauer der Lärmexposition gehen direkt in den Lärmexpositionspegel ein. Bei der Art der Exposition ist nicht nur zu ermitteln, von welchen Lärmquellen sie maßgeblich bestimmt wird (wo also Lärmminderungsmaßnahmen primär ansetzen müssten), sondern auch, ob die Exposition beispielsweise von tieffrequentem Schall maßgeblich geprägt ist und somit gegebenenfalls andere Gehörschutzmittel eingesetzt werden müssten.

Neben dem Lärmexpositionspegel muss auch der Spitzenpegel $L_{pC,peak}$ ermittelt werden. Dies führt bisweilen zu dem Problem, dass diese Spitzenpegel oberhalb der oberen Messgrenze des Schallpegelmessers liegen. In einem solchen Fall ist eine weniger empfindliche Mikrofonkapsel oder ein anderer, entsprechend geeigneter Schallpegelmesser zu verwenden. Gegebenenfalls ist mit der Durchführung einer solchen Messung ein entsprechend ausgestattetes Ingenieursbüro zu beauftragen.

> b) die Auslösewerte nach § 6 Satz 1 und die Expositionswerte nach § 8 Abs. 2,

Die ermittelten Belastungen werden also mit den Auslösewerten verglichen. Das Ergebnis dieses Vergleichs bestimmt maßgeblich die zu ergreifenden Maßnahmen.

> c) die Verfügbarkeit alternativer Arbeitsmittel und Ausrüstungen, die zu einer geringeren Exposition der Beschäftigten führen (Substitutionsprüfung),

In der Praxis werden meist alle Arbeitsmittel, deren Lärmexposition unter 70 dB oder mehr als 10 dB unter dem auftretenden Gesamtlärmexpositionspegel liegt, als unwesentlich für die Gesamtbelastung im Sinne des Arbeitsschutzgesetzes betrachtet. Für die wird dann auch keine Substitutionsprüfung mehr durchgeführt.

Die *Bundesanstalt für Arbeitsschutz und Arbeitsmedizin* (BAuA) hat einen *Produktkatalog* der Produkte zur *Lärmminderung* veröffentlicht https://www.baua.accon.de/), der für eine solche Substitutionsprüfung herangezogen werden kann. Derzeit sind dort folgender Produktgruppen gelistet:

Schallabsorbierende Produkte:

- schallabsorbierende Deckensysteme
- schallabsorbierende Wandsysteme im Freien
- schallabsorbierende Wandsysteme in Räumen
- schallabsorbierende Flächenverkleidungen
- schallabsorbierende Materialien

Sekundäre Schallschutzmaßnahmen:

- Schallschutzkapseln/-kabinen
- Schalldämpfer
- Drosselschalldämpfer
- Schwingungsisolatoren
- körperschalldämmende und dämpfende Materialien

Lärmarme Arbeitsmittel:

- Blasdüsen
- Schleifscheiben
- Trennscheiben/Sägeblätter
- Messer/Hobel/Fräser
- Schonhämmer/rückschlagfreie Hämmer

Schalldämmende Türen & Fenster

- schalldämmende Tore, Türen, Vorhänge
- schalldämmende Fenster

d) Erkenntnisse aus der arbeitsmedizinischen Vorsorge sowie allgemein zugängliche, veröffentlichte Informationen hierzu,

In erster Linie sind das Fachpublikationen wie die *ASU* (*Arbeitsmedizin, Sozialmedizin, Umweltmedizin*, https://www.asu-arbeitsmedizin.com/)
oder das *Zentralblatt für Arbeitsmedizin, Arbeitsschutz und Ergonomie* (https://www.springer.com/journal/40664) sowie die Schriften der Berufsgenossenschaften (https://www.arbeitssicherheit.de).

e) die zeitliche Ausdehnung der beruflichen Exposition über eine Achtstundenschicht hinaus,

Zu prüfen sind hier nicht nur Überstunden, sondern auch Lärmbelastung während der Pausenzeiten (wenn beispielsweise kein lärmarmer Pausenraum zur Verfügung steht oder dieser von einzelnen Beschäftigten nicht genutzt werden kann).

Nach § 3 ArbZG ist die Arbeitszeit bei Arbeitnehmern auf zehn Stunden täglich beschränkt. Es ist jedoch zu berücksichtigen, dass nach § 7 ArbZG abweichende Regelungen möglich sind oder nach § 15 ArbZG von der zuständigen Behörde bewilligt werden können. Darüber hinaus ist der Begriff des Beschäftigten nach ArbSchG weiter gefasst als der Begriff des Arbeitnehmers nach ArbZG, sodass es auch Beschäftigte gibt, die nicht unter das ArbZG fallen.

f) die Verfügbarkeit und Wirksamkeit von Gehörschutzmitteln,

Dabei bitte beachten, dass der Einsatz von Gehörschutzmitteln eine nachrangige Schutzmaßnahme ist, siehe auch § 8.

g) Auswirkungen auf die Gesundheit und Sicherheit von Beschäftigten, die besonders gefährdeten Gruppen angehören, und

Besonders gefährdete Gruppen sind zunächst einmal behinderte und ähnlich eingeschränkte Beschäftigte, schwangere oder stillende Frauen sowie Beschäftigte mit Vorbelastungen. Als besonders gefährdet gelten auch Personen mit einer hohen Lärmexposition in der Freizeit (Musik, Motorsport und Ähnliches). Hier tritt dann in der Freizeit häufig eine zusätzliche Belastung des Gehörs statt einer Gehörerholung auf.

Zum Einsatz von Personen mit Gehörschäden siehe auch BGI 896 (*Hinweise zur Beschäftigung von hochgradig und an Taubheit grenzend Schwerhörigen und Gehörlosen sowie ihren Einsatz in Lärmbereichen*).

h) Herstellerangaben zu Lärmemissionen sowie

Herstellerangaben sind bei Lärmemissionen oft von nur begrenzter Aussagekraft, konkrete Messungen sind ihnen vorzuziehen.

2. bei Exposition der Beschäftigten durch Vibrationen
   a) Art, Ausmaß und Dauer der Exposition durch Vibrationen, einschließlich besonderer Arbeitsbedingungen, wie zum Beispiel Tätigkeiten bei niedrigen Temperaturen,
   b) die Expositionsgrenzwerte und Auslösewerte nach § 9 Abs. 1 und 2,

Die ermittelten Belastungen werden also mit dem Auslösewert und dem Expositionsgrenzwert verglichen. Das Ergebnis dieses Vergleichs bestimmt maßgeblich die zu ergreifenden Maßnahmen.

c) die Verfügbarkeit und die Möglichkeit des Einsatzes alternativer Arbeitsmittel und Ausrüstungen, die zu einer geringeren Exposition der Beschäftigten führen (Substitutionsprüfung),

Ähnlich der Betrachtung von Lärmquellen können auch Arbeitsmittel, deren Vibrationsemissionen unterhalb der Auslösewerte liegen, bei der Substitutionsprüfung ausgenommen werden. Investitionen in neue Maschinen sind jedoch in vielen Bereichen sehr teuer, sodass ein Unternehmer intensiv prüfen sollte, ob nicht andere Maßnahmen ebenfalls das Schutzziel erreichen. Auch eine detailgenauere Gefährdungsanalyse mit konkreten Messungen kann aufgrund genauerer (niedrigerer) Werte vielfach die sonst erforderliche Substitution von Arbeitsmitteln unnötig machen.

d) Erkenntnisse aus der arbeitsmedizinischen Vorsorge sowie allgemein zugängliche, veröffentlichte Informationen hierzu,

Siehe Ausführungen zu § 3 (2) 1. d).

e) die zeitliche Ausdehnung der beruflichen Exposition über eine Achtstundenschicht hinaus,

Siehe Ausführungen zu § 3 (2) 1. e).

f) Auswirkungen auf die Gesundheit und Sicherheit von Beschäftigten, die besonders gefährdeten Gruppen angehören, und

Neben den o. g. Gruppen sind dies im Bereich der Vibrationsbelastung vor allem ältere Arbeitnehmer, deren Gelenke und Knochen häufig schon Vorschädigungen haben.

> g) Herstellerangaben zu Vibrationsemissionen.

Laut der 9. Verordnung zum Geräte- und Produktsicherheitsgesetz (9. GPSGV) muss jeder Hersteller sowohl auf dem Typenschild seiner Geräte als auch in der Bedienungsanleitung genaue Angaben zur Vibrationsemission machen. Nach einer Übergangsfrist müssen seit Dezember 2009 selbst auf Werbeblättern und Broschüren diese Daten geliefert werden, sodass ein Vergleich (Substitutionsprüfung) von Geräten möglich wird.

> (3) Die mit der Exposition durch Lärm oder Vibrationen verbundenen Gefährdungen sind unabhängig voneinander zu beurteilen und in der Gefährdungsbeurteilung zusammenzuführen. Mögliche Wechsel- oder Kombinationswirkungen sind bei der Gefährdungsbeurteilung zu berücksichtigen. Dies gilt insbesondere bei Tätigkeiten mit gleichzeitiger Belastung durch Lärm, arbeitsbedingten ototoxischen Substanzen oder Vibrationen, soweit dies technisch durchführbar ist. Zu berücksichtigen sind auch mittelbare Auswirkungen auf die Gesundheit und Sicherheit der Beschäftigten, zum Beispiel durch Wechselwirkungen zwischen Lärm und Warnsignalen oder anderen Geräuschen, deren Wahrnehmung zur Vermeidung von Gefährdungen erforderlich ist. Bei Tätigkeiten, die eine hohe Konzentration und Aufmerksamkeit erfordern, sind störende und negative Einflüsse infolge einer Exposition durch Lärm oder Vibrationen zu berücksichtigen.

Insbesondere dieser Absatz zwingt Arbeitgeber bzw. dessen Erfüllungsgehilfen zu einer detailgenauen Betrachtung der vorliegenden Arbeitssituation, die sich je nach Ausprägung bis auf den individuellen Arbeitnehmer herunterbrechen muss. Wechselwirkungen, die zutreffen können, sind vielschichtig. Zum Beispiel gehören viele Schmerzmittel zu den ototoxischen Substanzen, die – egal ob „privat" oder aufgrund von arbeitsbedingten Rückenschmerzen genommen – die schädigende Wirkung von Lärm auf das Gehör begünstigen.

> (4) Der Arbeitgeber hat die Gefährdungsbeurteilung unabhängig von der Zahl der Beschäftigten zu dokumentieren.

Diese Regelung verschärft die Bestimmungen aus § 6 (1) ArbSchG. Über die Aufbewahrungsfristen macht § 3 keine Aussagen, die Frist von 30 Jahren gilt nur für die Messungen nach § 4. In der Literatur ist die Empfehlung zu finden, zumindest die aktuelle und die vorhergehende Dokumentation verfügbar zu haben.

> In der Dokumentation ist anzugeben, welche Gefährdungen am Arbeitsplatz auftreten können und welche Maßnahmen zur Vermeidung oder Minimierung der Gefährdung der Beschäftigten durchgeführt werden müssen.

Während Abschnitt (2) vor allem die Gefährdungen im Blick hat, werden hier ausdrücklich auch noch die notwendigen Maßnahmen erwähnt.

> Die Gefährdungsbeurteilung ist zu aktualisieren, wenn maßgebliche Veränderungen der Arbeitsbedingungen dies erforderlich machen oder wenn sich eine Aktualisierung auf Grund der Ergebnisse der arbeitsmedizinischen Vorsorge als notwendig erweist.

Maßgebliche Veränderungen, die eine Aktualisierung der Gefährdungsanalyse erforderlich machen, sind insbesondere alle Veränderungen der Exposition von Lärm und Vibrationen, beispielsweise durch

- Umstellung von Arbeitsverfahren
- Beschaffung anderer Arbeitsmittel
- Veränderung der täglichen Arbeitszeit

> **§ 4 Messungen**
>
> (1) Der Arbeitgeber hat sicherzustellen, dass Messungen nach dem Stand der Technik durchgeführt werden.

Messungen müssen immer dann durchgeführt werden, wenn sich die Unterschreitung von Auslöse- und Expositionsgrenzwerten nicht auf andere Weise sicher ermitteln lässt. Eine andere Weise der Ermittlung sind beispielsweise Herstellerangaben, dies ist insbesondere bezüglich Vibrationen von Belang. Bei der Exposition bezüglich Lärm liegt häufig eine derartige Gemengelage von unterschiedlichen Lärmquellen und anderen Einflüssen vor, dass die Ermittlung mittels Messung die deutlich einfachere Ermittlungsmethode ist.

Stand der Technik bei der Durchführung von Messungen sind derzeit:

- Für Lärmmessungen DIN EN ISO 9612 (*Akustik – Bestimmung der Lärmexposition am Arbeitsplatz – Verfahren der Genauigkeitsklasse 2 (Ingenieurverfahren)*).
- Für die Messung von Hand-Arm-Vibrationen DIN EN ISO 5349-1 (*Mechanische Schwingungen – Messung und Bewertung der Einwirkung von Schwingungen auf das Hand-Arm-System des Menschen – Teil 1: Allgemeine Anforderungen*) und DIN EN ISO 5349-2 (*Mechanische Schwingungen – Messung und Bewertung der Einwirkung von Schwingungen auf das Hand-Arm-System des Menschen – Teil 2: Praxisgerechte Anleitung zur Messung am Arbeitsplatz*).
- Für die Messung von Ganzkörper-Vibrationen DIN EN 14253 (*Mechanische Schwingungen – Messung und rechnerische Ermittlung der Einwirkung von Ganzkörper-Schwingungen auf den Menschen am Arbeitsplatz im Hinblick auf seine Gesundheit – Praxisgerechte Anleitung*).

Problematisch wird diese Bestimmung, wenn sich der *Stand der Technik* weiterentwickelt und von den in Normen niedergelegten *anerkannten Regeln der Technik* abweicht. Vor dem Hintergrund, dass eine Abweichung vom *Stand der Technik* gleich eine Ordnungswidrigkeit wäre, entstünde dann erhebliche Rechtsunsicherheit für den Arbeitgeber.

Dazu müssen

1. Messverfahren und -geräte den vorhandenen Arbeitsplatz- und Expositionsbedingungen angepasst sein; dies betrifft insbesondere die Eigenschaften des zu messenden Lärms oder der zu messenden Vibrationen, die Dauer der Einwirkung und die Umgebungsbedingungen und
2. die Messverfahren und -geräte geeignet sein, die jeweiligen physikalischen Größen zu bestimmen, und die Entscheidung erlauben, ob die in den §§ 6 und 9 festgesetzten Auslöse- und Expositionsgrenzwerte eingehalten werden.

Messungen nach den genannten Normen genügen im Normalfall diesen Anforderungen. Es gibt jedoch Expositionsbedingungen, unter denen die Anwendung dieser Normen nicht zu sachgerechten Ergebnissen führen würde, beispielsweise bei einer Lärmexposition unter Kopfhörern. Hier ist dann das Messverfahren entsprechend anzupassen.

Messungen sind stets mit einer gewissen Unsicherheit behaftet. Liegt das Messergebnis im Bereich der Auslöse- und Expositionsgrenzwerte, dann muss vor dem Hintergrund, dass ausweislich § 1 LärmVibrationsArbSchV auch ein Schutz vor möglichen Gefährdungen hergestellt werden soll, die Situation so behandelt werden, als seien die Auslöse- oder Expositionsgrenzwerte überschritten.

> Die durchzuführenden Messungen können auch eine Stichprobenerhebung umfassen, die für die persönliche Exposition eines Beschäftigten repräsentativ ist.

Messungen nach den genannten Normen sind zunächst stets Stichprobenmessungen, da bei den Beschäftigten keine Vollüberwachung ihrer Exposition über das gesamte Arbeitsleben vorgesehen ist – dies wäre auch vom Aufwand her nicht gerechtfertigt.

Mit diesem Satz werden jedoch auch andere Formen der Stichprobenmessungen zugelassen, dies können insbesondere sein

- Messungen, die nicht für jeden einzelnen Beschäftigten vorgenommen werden, sondern für eine Gruppe von Beschäftigten mit ähnlicher Exposition gemeinsam,
- Messungen, die nicht komplette Arbeitstage umfassen, sondern einzelne Messungen über den Tag verteilt als Stichproben.

> Der Arbeitgeber hat die Dokumentation über die ermittelten Messergebnisse mindestens 30 Jahre in einer Form aufzubewahren, die eine spätere Einsichtnahme ermöglicht.

Bei der Innovationsgeschwindigkeit im Bereich der technischen Datenverarbeitung sollten Messergebnisse besser nicht auf Datenträgern archiviert werden, da damit zu rechnen ist, dass nach Jahrzehnten kein geeignetes Lesegerät mehr vorhanden ist. Eine Archivierung in Papierform genügt auf jeden Fall den Anforderungen dieser Verordnung, sie ermöglicht auch, dass der Messtechniker den Ergebnisbericht unterschreiben kann.

> (2) Messungen zur Ermittlung der Exposition durch Vibrationen sind zusätzlich zu den Anforderungen nach Absatz 1 entsprechend den Nummern 1.2 und 2.2 des Anhangs durchzuführen.

Der Anhang konkretisiert einige Anforderungen an die Messung von Vibrationen.

§ 5 Fachkunde

Der Arbeitgeber hat sicherzustellen, dass die Gefährdungsbeurteilung nur von fachkundigen Personen durchgeführt wird. Verfügt der Arbeitgeber nicht selbst über die entsprechenden Kenntnisse, hat er sich fachkundig beraten zu lassen. Fachkundige Personen können insbesondere der Betriebsarzt und die Fachkraft für Arbeitssicherheit sein. Der Arbeitgeber darf mit der Durchführung von Messungen nur Personen beauftragen, die über die dafür notwendige Fachkunde und die erforderlichen Einrichtungen verfügen.

Eine Gefährdungsbeurteilung von nicht fachkundigen Personen hilft bezüglich des Schutzziels nur sehr begrenzt weiter, § 5 regelt hier Selbstverständlichkeiten, die so auch aus anderen Bestimmungen ableitbar wären. Dass sie hier noch mal explizit erwähnt werden, ist insbesondere vor dem Hintergrund der in § 16 aufgelisteten Ordnungswidrigkeiten zu sehen, die ihrerseits unter anderem auf § 5 verweisen.

Die Fachkunde bei der Gefährdungsbeurteilung ist von der Fachkunde bei Durchführung von Messungen zu unterscheiden. Ein Betriebsarzt wird sicher beurteilen können, dass eine hohe Lärmexposition schädlich für die Ohren ist – ob er auch eine normgerechte Messung durchführen kann und über einen Schallpegelmesser verfügt, darf in der Regel bezweifelt werden.

Umgekehrt sind Ingenieurbüros, die sich auf entsprechende Messungen spezialisiert haben, nicht zwingend auch für Gefährdungsbeurteilungen befähigt. In der Praxis gibt es jedoch die Tendenz, dass diese sich auch auf solche Fragen spezialisiert haben und von der Gefährdungsbeurteilung über die nötigen Messungen bis hin zu Planung und Durchführung von Lärmminderungsmaßnahmen alles aus einer Hand anbieten.

Was erforderliche Einrichtungen sind, ergibt sich aus dem *Stand der Technik* – solange dieser mit den *anerkannten Regeln der Technik* übereinstimmt – also aus den genannten Normen.

Abschnitt 3 Auslösewerte und Schutzmaßnahmen bei Lärm

Der dritte Abschnitt der *LärmVibrationsArbSchV* befasst sich speziell mit Lärm. Vibrationen sind dann Thema des vierten Abschnitts.

> **§ 6 Auslösewerte bei Lärm**
>
> Die Auslösewerte in Bezug auf den Tages-Lärmexpositionspegel und den Spitzenschalldruckpegel betragen:
>
> 1. Obere Auslösewerte: L (tief) EX,8h = 85 dB (A) beziehungsweise L (tief) pC,peak = 137 dB (C),
> 2. Untere Auslösewerte: L (tief) EX,8h = 80 dB (A) beziehungsweise L (tief) pC,peak = 135 dB (C).
>
> Bei der Anwendung der Auslösewerte wird die dämmende Wirkung eines persönlichen Gehörschutzes der Beschäftigten nicht berücksichtigt.

Im Bereich des Lärms kennt diese Verordnung keine Grenzwerte, sondern sogenannte Auslösewerte: Das Erreichen oder Überschreiten dieser Werte soll Aktionen auslösen. Es gibt dabei die unteren und die oberen Auslösewerte: Bei Erreichen oder Überschreiten der unteren Auslösewerte muss nur eine Teilmenge der Maßnahmen ergriffen werden, bei Erreichen oder Überschreiten der oberen Auslösewerte kommen dann weitere Maßnahmen hinzu.

Sowohl die unteren als auch die oberen Auslösewerte gibt es als Wert für den A-bewerteten Lärmexpositionspegel L_{EX} als auch für den C-bewerteten Spitzenpegel $L_{C,peak}$. Die Auslösewerte sind im Vergleich zur inzwischen zurückgezogenen BGV B3 um grundsätzlich 5 dB strenger. Hintergrund dieser Verschärfung ist insbesondere die zunehmende Belastung mit Freizeitlärm (durch tragbare Musikabspielgeräte ebenso wie durch Discotheken und Konzertmusik), wodurch nicht nur Pausen für die Erholung des Gehörs wegfallen, sondern auch noch erhebliche Belastungen hinzukommen können.

Die Auslösewerte für den Lärmexpositionspegel und für den Spitzenpegel stehen hier als prinzipiell gleichwertig da. Dabei sollte beachtet werden, dass mit hohen Spitzenpegeln bereits durch ein einmaliges Ereignis eine bleibende Schädigung verursacht werden kann, während sich eine Schädigung durch einen hohen Lärmexpositionspegel über Jahre und Jahrzehnte hinweg aufbaut.

Persönlicher Gehörschutz ist eine nachranginge Schutzmaßnahme. Folglich wird erst geprüft, ob und inwieweit die Auslösewerte überschritten sind, erst dann wird – so erforderlich – nach geeigneten Gehörschutzmitteln gesucht.

Hinweis: Die Darstellung dB(A) beziehungsweise dB(C) ist nicht korrekt – die Frequenzbewertung gehört zur Messgröße, nicht zur Einheit.

§ 7 Maßnahmen zur Vermeidung und Verringerung der Lärmexposition

(1) Der Arbeitgeber hat die nach § 3 Abs. 1 Satz 6 festgelegten Schutzmaßnahmen nach dem Stand der Technik durchzuführen, um die Gefährdung der Beschäftigten auszuschließen oder so weit wie möglich zu verringern. Dabei ist folgende Rangfolge zu berücksichtigen:

1. Die Lärmemission muss am Entstehungsort verhindert oder so weit wie möglich verringert werden. Technische Maßnahmen haben Vorrang vor organisatorischen Maßnahmen.
2. Die Maßnahmen nach Nummer 1 haben Vorrang vor der Verwendung von Gehörschutz nach § 8.

Absatz 1 konkretisiert hier vor allem Anforderungen von anderer Stelle. Dass die festgelegten Schutzmaßnahmen dem Stand der Technik zu entsprechen haben, wurde schon in § 3 (1) Satz 6 gefordert, ebenso in ArbSchG § 4 Punkt 3. Die Rangfolge der Maßnahmen lässt sich auch schon aus dem ArbSchG ableiten, insbesondere aus § 4 Punkt 2 (*Gefahren sind an ihrer Quelle zu bekämpfen*) und Punkt 5 (*individuelle Schutzmaßnahmen sind nachrangig zu anderen Maßnahmen*).

Diese grundsätzlichen Maßnahmen sind nicht an das Erreichen oder Überschreiten von Auslösewerten gebunden, sondern es wird ein grundsätzliches Minimierungsgebot festgeschrieben. Zwar ist nach ISO 1999 davon auszugehen, dass bei Lärmexpositionspegel unter 75 dB keine berufsbedingte Schädigung des Gehörs mehr stattfindet, der Anwendungsbereich der LärmVibrations-ArbSchV beschränkt sich jedoch nicht auf die Schädigung des Gehörs, sondern umfasst allgemein Gefährdung der Gesundheit und Sicherheit. Im Einzelfall (insbesondere, wenn beispielsweise wegen der Lärmexposition Warnsignale nicht mehr wahrgenommen werden können) kann auch unterhalb der Auslösewerte Handlungsbedarf für den Arbeitgeber entstehen. Daneben ist auch zu berücksichtigen, dass Lärm nicht nur das Gehör schädigen kann, sondern auch eine nervliche Belastung darstellt.

Die Rangfolge der Maßnahmen folgt dem sogenannten TOP-Prinzip:

– Höchste Priorität haben technische Maßnahmen („T“), beispielsweise die Beschaffung leiserer Maschinen, die Umstellung auf leisere Produktionsverfahren und das Einhausen von Lärmquellen.

- Zweite Priorität haben organisatorische Maßnahmen („O“), beispielsweise Aufenthaltsverbote in Lärmbereichen und Durchführung lauter Tätigkeiten außerhalb der normalen Schichtzeiten.
- Nachrangig ist der Einsatz persönlicher Schutzmaßnahmen („P“), also die Verwendung von Gehörschutzstöpsel oder Kapselgehörschutz.

Dass Gehörschutz verwendet wird, entbindet den Arbeitgeber nicht von der Aufgabe, mögliche technische und organisatorische Maßnahmen durchzuführen.

> (2) Zu den Maßnahmen nach Absatz 1 gehören insbesondere:
>
> 1. alternative Arbeitsverfahren, welche die Exposition der Beschäftigten durch Lärm verringern,

So ist beispielsweise Fräsen oder die Bearbeitung durch Laser deutlich leiser als Stanzen.

> 2. Auswahl und Einsatz neuer oder bereits vorhandener Arbeitsmittel unter dem vorrangigen Gesichtspunkt der Lärmminderung,

Pneumatische Pressen sind bei Richtarbeiten deutlich leiser als der Einsatz eines Hammers.

> 3. die lärmmindernde Gestaltung und Einrichtung der Arbeitsstätten und Arbeitsplätze,

Durch raumakustische Maßnahmen kann die Nachhallzeit reduziert werden. Die lärmarme Gestaltung von Arbeitsplätzen kann insbesondere auch durch Maßnahmen von Punkt 4 realisiert werden.

> 4. technische Maßnahmen zur Luftschallminderung, beispielsweise durch Abschirmungen oder Kapselungen, und zur Körperschallminderung, beispielsweise durch Körperschalldämpfung oder -dämmung oder durch Körperschallisolierung,

Bei lauten Arbeitsmitteln sollte – sofern möglich – das Arbeitsmittel, ersatzweise der gesamte Arbeitsplatz gekapselt werden. Weniger effektiv, aber immer noch besser als nichts, sind Schallhindernisse.

5. Wartungsprogramme für Arbeitsmittel, Arbeitsplätze und Anlagen,

Manche Arbeitsmittel haben die Tendenz, im Laufe der Zeit immer lauter zu werden, beispielsweise durch das Lockern von Befestigungen, sodass Teile mitschwingen. Angemessene Wartung erhöht da nicht nur die Lebensdauer des Arbeitsmittels, sondern reduziert auch den abgegebenen Lärm.

6. arbeitsorganisatorische Maßnahmen zur Lärmminderung durch Begrenzung von Dauer und Ausmaß der Exposition und Arbeitszeitpläne mit ausreichenden Zeiten ohne belastende Exposition.

Die Reduktion der Expositionsdauer auf die Hälfte der Arbeitszeit reduziert die Lärmexposition um 3 dB – das ist im Vergleich zu dem Effekt technischer Maßnahmen recht wenig. Aus gutem Grund ist hier der Vorrang der technischen Maßnahmen festgeschrieben.

Die einzige organisatorische Maßnahme, die einen wirklich hohen Beitrag zur Senkung der Lärmexposition leisten kann, ist die zeitliche Trennung von lauten und leisen Tätigkeiten. Dies senkt sehr nachhaltig die Exposition der Beschäftigten mit leisen Tätigkeiten, für die Beschäftigten mit lauten Tätigkeiten müssen dann andere Maßnahmen ergriffen werden – gegebenenfalls die Verwendung von Gehörschutz.

(3) In Ruheräumen ist unter Berücksichtigung ihres Zweckes und ihrer Nutzungsbedingungen die Lärmexposition so weit wie möglich zu verringern.

Lärm stellt nicht nur eine Gefahr für das Gehör dar, sondern auch eine nervliche Belastung. In Ruheräumen sollte es eigentlich überhaupt keine Lärmexposition geben. Dabei ist jedoch auch der Zweck eines solchen Ruheraums zu berücksichtigen. Dient dieser als Pausenraum, dann ist eine Unterhaltung der Belegschaft als sozial übliches Verhalten und somit als Zweck des Pausenraumes anzusehen – der Arbeitgeber braucht da kein Redeverbot auszusprechen, um die Lärmexposition „so weit wie möglich zu verringern“.

Die alte Arbeitsstättenverordnung hat für Pausenräume einen maximalen A-bewerteten Beurteilungspegel von 55 dB festgeschrieben, in der aktuellen Fassung findet man eine solche Regelung nicht mehr, sie würde in ihrer Starrheit auch dem Geist der Deregulierung widersprechen. Nicht von den Beschäftigten verursachte Lärmexposition sollte in einem Pausenraum so weit reduziert werden, dass sie keinen maßgeblichen Anteil mehr am Gesamtlärmpegel hat –

also mehr als 10 dB unter den von den Beschäftigten verursachten Geräuschen liegt.

> (4) Der Arbeitgeber hat Arbeitsbereiche, in denen einer der oberen Auslösewerte für Lärm ($L_{EX,8h}$, $L_{pC,peak}$) überschritten werden kann, als Lärmbereiche zu kennzeichnen und, falls technisch möglich, abzugrenzen. In diesen Bereichen dürfen sich Beschäftigte nur aufhalten, wenn das Arbeitsverfahren dies erfordert und die Beschäftigten eine geeignete persönliche Schutzausrüstung verwenden; Absatz 1 bleibt unberührt.

Die Kennzeichnung als Lärmbereich ist an den oberen Auslösewert gebunden. Die Verordnung geht hier von einer signifikanten Gefährdung aus und fordert, dass hier nicht unnötig viele Beschäftigte gefährdet werden. Auch wenn ein Arbeitsbereich als Lärmbereich gekennzeichnet ist, muss der Arbeitgeber die möglichen und zumutbaren Maßnahmen zur Lärmreduzierung ergreifen.

Die Kennzeichnung als Lärmbereich erfolgt üblicherweise mit dem Gebotszeichen „Gehörschutz tragen“ (in der Farbe blau).

Bild 12: Gebotszeichen „Gehörschutz tragen“

> (5) Wird einer der oberen Auslösewerte überschritten, hat der Arbeitgeber ein Programm mit technischen und organisatorischen Maßnahmen zur Verringerung der Lärmexposition auszuarbeiten und durchzuführen. Dabei sind insbesondere die Absätze 1 und 2 zu berücksichtigen.

Die Pflicht zur Gefährdungsverringerung ergibt sich schon aus Absatz 1, dort ist sie völlig unabhängig von den Auslösewerten. Dass sie in Absatz 5 nochmals erwähnt und dabei an den oberen Auslösewert gebunden wird, ist vor allem vor dem Hintergrund von § 16 (*Straftaten und Ordnungswidrigkeiten*) zu sehen: Werden Lärmbereiche nicht gekennzeichnet und wird dort kein Lärmminderungsprogramm aufgelegt, begeht der Arbeitgeber zumindest eine Ordnungswidrigkeit. Da bei einer Lärmexposition oberhalb der oberen Auslösewerte stets von einer Gefährdung auszugehen ist, wäre eine vorsätzliche Handlung (und sei es als *dolus eventualis*) eine Straftat.

Die *Durchführung eines Programms* wird sich von der *Durchführung von Schutzmaßnahmen* in der Regel auch dadurch abgrenzen, dass Planung, Durchführung und Erfolgskontrolle als eigenständiges Projekt betrieben und dokumentiert wird.

§ 8 Gehörschutz

(1) Werden die unteren Auslösewerte nach § 6 Satz 1 Nr. 2 trotz Durchführung der Maßnahmen nach § 7 Abs. 1 nicht eingehalten, hat der Arbeitgeber den Beschäftigten einen geeigneten persönlichen Gehörschutz zur Verfügung zu stellen, der den Anforderungen nach Absatz 2 genügt.

Absatz 1 stellt noch mal klar, dass es sich bei persönlichem Gehörschutz um eine nachrangige Maßnahme handelt. Zunächst muss versucht werden, die Unterschreitung des unteren Auslösewertes durch technische und organisatorische Maßnahmen zu erreichen.

Bei dem Gehörschutz muss es sich um persönlichen Gehörschutz handeln, er ist jedem Beschäftigten individuell zuzuordnen. Die in der Praxis oft gesehene Maßnahme, dass an lauten, aber nur zeitweise benutzten Maschinen eine „Mickeymouse“ zur Benutzung bereit hängt, wäre also nur bei Expositionspegeln unter den unteren Auslösewerten erlaubt (als dann freiwillige Maßnahme des Arbeitgebers). Hygienische Bedenken könnten auch dann dieser Vorgehensweise entgegenstehen.

Nach ArbSchG § 15 haben Beschäftigte die ihnen zur Verfügung gestellten persönlichen Schutzausrüstungen bestimmungsgemäß zu verwenden. Eine Pflicht des Arbeitgebers, dies auch zu gewährleisten, entsteht aber gemäß Absatz 3 erst ab den oberen Auslösewerten.

(2) Der persönliche Gehörschutz ist vom Arbeitgeber so auszuwählen, dass durch seine Anwendung die Gefährdung des Gehörs beseitigt oder auf ein Minimum verringert wird. Dabei muss unter Einbeziehung der dämmenden Wirkung des Gehörschutzes sichergestellt werden, dass der auf das Gehör des Beschäftigten einwirkende Lärm die maximal zulässigen Expositionswerte L (tief) EX,8h = 85 dB(A) beziehungsweise L (tief) pC,peak = 137 dB(C) nicht überschreitet.

Die oberen Auslösewerte werden hier auch als maximal zulässige Expositionswerte unter Einbeziehung der dämmenden Wirkung des Gehörschutzes gesehen. Diese Werte sind jedoch als absolute Obergrenzen zu verstehen. Sofern es möglich ist, ist der Expositionspegel auf unter 75 dB zu senken, da nach derzeitiger Erkenntnis eine Gefährdung des Gehörs damit beseitigt ist.

Die tatsächliche dämmende Wirkung von persönlichem Gehörschutz hängt auch von der individuellen Ausgestaltung des Gehörs des Beschäftigten ab, und natürlich auch davon, inwieweit persönlicher Gehörschutz bestimmungsgemäß verwendet wird. Nach derzeitigem Stand der Technik lässt sich dies jedoch in der Praxis nicht messen.

Bezüglich der dämmenden Wirkung von Gehörschutz wird man deshalb auf die Angaben des Herstellers zurückgreifen müssen, die freilich unter Laborbedingungen ermittelt wurden und somit in der Praxis regelmäßig nicht erreicht werden. Untersuchungen haben ergeben, dass in der Praxis folgende Differenzen auftreten:

- Bei Gehörschutzstöpseln werden durchschnittlich 9 dB weniger Dämpfung erreicht, als vom Hersteller angegeben (K_S = 9 dB).
- Bei Kapselgehörschutz wird durchschnittlich 5 dB weniger Dämpfung erreicht, als in den Herstellerangaben steht (K_S = 5 dB).

Zur Ermittlung, welcher Gehörschutz geeignet ist, kann man die Lärmexposition in Oktavbändern ermitteln und den Gehörschutz danach auswählen. Da nicht alle Schallpegelmesser Oktavwerte zur Verfügung stellen und auch nicht alle Hersteller die Dämpfung als Oktavwerte angeben, verwendet man in der Praxis häufig folgenden Ansatz:

Die Hersteller geben die Dämpfung üblicherweise breitbandig sowie für die hohen (H), mittleren (M) und tiefen (L) Frequenzen an (beispielsweise *SNR = 28, H = 30, M = 24, L = 22*). Hier würde man nun das Minimum der drei Dämpfwerte (hier 22 dB) verwenden und die folgende Forderung erfüllen:

$$L_{EX,8h} + K_S - \text{Min}\,(L, M, H) \leq 85 \text{ dB}$$

Nehmen wir an, ein Lärmexpositionspegel von 97 dB wurde ermittelt. Es sollen Gehörschutzstöpsel (K_S also 9 dB) mit den Dämmwerten *H = 30, M = 24, L = 22* (Min also 22 dB) verwendet werden. Der Expositionspegel unter Einbeziehung der dämpfenden Wirkung $L'_{EX,8h}$ beträgt also

$$L'_{EX,8h} = L_{EX,8h} + K_S - \mathrm{Min}\,(L, M, H) = 97\ \mathrm{dB} + 9\ \mathrm{dB} - 22\ \mathrm{dB} = 84\ \mathrm{dB}$$

Die Forderung, dass $L'_{EX,8h}$ unter 85 dB liegt, ist also gerade so eingehalten.

Nun ist die Forderung, dass eine Gefährdung nach Möglichkeit beseitigt werden soll – dies wäre hier nicht der Fall. Bei einer Schallexposition von 84 dB wäre nach ein paar Berufsjahren eine permanente Hörschwellenverschiebung von rund 4 dB zu erwarten – das ist sicher nicht dramatisch, aber fällt dann auch noch nicht unter die Rubrik „Gefährdung beseitigt".

Wenn möglich, sollte der Gehörschutz auch den strengeren Anforderungen genügen:

$$70\ \mathrm{dB} \leq L_{ex,8h} + K_S - \mathrm{Min}\,(L, M, H) \leq 75\ \mathrm{dB}$$

Unter 75 dB ist nach ISO 1999 nicht mit einer Schädigung des Gehörs zu rechnen. Allerdings wird auch von einer Überprotektion abgeraten, da dies dazu führen kann, dass Warnsignale nicht mehr wahrgenommen werden oder Beschäftigte den Gehörschutz dann nicht mehr tragen.

Eine besondere Situation entsteht in der Veranstaltungstechnik bei Tontechnikern. Kommt es hier zu einer Überprotektion, dann können Tontechniker üblicherweise nicht mehr mischen. Hier sollte dann zu angepasstem Gehörschutz gegriffen werden, bei dem auf eine näherungsweise lineare Dämmung erreicht werden kann.

(3) Erreicht oder überschreitet die Lärmexposition am Arbeitsplatz einen der oberen Auslösewerte nach § 6 Satz 1 Nr. 1, hat der Arbeitgeber dafür Sorge zu tragen, dass die Beschäftigten den persönlichen Gehörschutz bestimmungsgemäß verwenden.

Die grundsätzliche Pflicht des Beschäftigten zur bestimmungsgemäßen Verwendung der persönlichen Schutzausrüstung resultiert aus ArbSchG § 15. Ab dem Erreichen des oberen Auslösewerte hat der Arbeitgeber „dafür Sorge zu tragen", dies also zu überwachen und gegebenenfalls abzumahnen.

(4) Der Zustand des ausgewählten persönlichen Gehörschutzes ist in regelmäßigen Abständen zu überprüfen. Stellt der Arbeitgeber dabei fest, dass die Anforderungen des Absatzes 2 Satz 2 nicht eingehalten werden, hat er unverzüglich die Gründe für diese Nichteinhaltung zu ermitteln und Maßnahmen zu ergreifen, die für eine dauerhafte Einhaltung der Anforderungen erforderlich sind.

Absatz 4 geht ein wenig an der Realität vorbei, da selbst ordentlich ausgestattete Ingenieurbüros meist nicht in der Lage sind, den Dämpfwert von persönlichem Gehörschutz normgerecht zu ermitteln. Man wird sich bei Kapselgehörschutz und wiederverwendbaren Gehörschutzstöpseln darauf beschränken müssen, eine Sichtprüfung durchzuführen und im Zweifelsfall betroffene Komponenten oder gleich den gesamten Gehörschutz auszutauschen. Gehörschutzstöpsel zum einmaligen Gebrauch wird man überhaupt nicht in regelmäßigen Abständen prüfen, sondern sich vor der Verwendung ansehen und anschließend entsorgen.

Im Zuge der Deregulierung wurden so gut wie alle Prüffristen aus den Regelungswerken entfernt – die Fristen sind nun vom Arbeitgeber im Rahmen der Gefährdungsanalyse festzulegen. Gegebenenfalls kann beim Hersteller erfragt werden, in welchen Zeitabständen üblicherweise mit Verschleiß zu rechnen ist und nach welcher Einsatzzeit erfahrungsgemäß mit der Ablegereife zu rechnen ist.

Wird bei der Sichtprüfung festgestellt, dass persönlicher Gehörschutz schneller verschleißt als vorgesehen, sollte man nach den Ursachen forschen. In der Praxis häufiger vorkommende Ursachen sind unsachgemäße Anwendung sowie die Verwendung von Produkten, die für den konkreten Anwendungsfall nicht geeignet sind.

Abschnitt 4 Expositionsgrenzwerte und Auslösewerte sowie Schutzmaßnahmen bei Vibrationen

Der vierte Abschnitt befasst sich speziell mit Vibrationen.

§ 9 Expositionsgrenzwerte und Auslösewerte für Vibrationen

(1) Für Hand-Arm-Vibrationen beträgt

1. der Expositionsgrenzwert A (8) = 5 m/s^2 und
2. der Auslösewert A (8) = 2,5 m/s^2.

Die Exposition der Beschäftigten gegenüber Hand-Arm-Vibrationen wird nach Nummer 1 des Anhangs ermittelt und bewertet.

(2) Für Ganzkörper-Vibrationen beträgt

1. der Expositionsgrenzwert A (8) = 1,15 m/s^2 in X- und Y-Richtung und A (8) = 0,8 m/s^2 in Z-Richtung und
2. der Auslösewert A (8) = 0,5 m/s^2.

Die Exposition der Beschäftigten gegenüber Ganzkörper-Vibrationen wird nach Nummer 2 des Anhangs ermittelt und bewertet.

Im Bereich Gesundheitsbelastung durch Einwirkung von Vibrationen erfolgt ähnlich dem Bereich Lärm eine zweistufige Klassifizierung. Obwohl bei der Veröffentlichung der LärmVibrationsArbSchV noch davon ausgegangen wurde, dass evtl. PSA für Hand-Arm-Vibrationen zur Verfügung stehen könnte. Vibrationsschutzhandschuhe als PSA für Hand-Arm-Vibrationen haben laut den Informationen der Berufsgenossenschaft nur eine Wirkung im höherfrequenten Bereich, zum Beispiel bei Schleifarbeiten.

In diesem Zusammenhang kann man die Begriffe „Auslösewert“ und „Expositionsgrenzwert“ genau auch am Wort deuten: Der Auslösewert dient tatsächlich dazu, Handlungen des Unternehmers bzw. Arbeitgebers auszulösen. Der Expositionsgrenzwert stellt hingegen einen absoluten Grenzwert dar, der unter keiner Bedingung überschritten werden darf.

Die Unterscheidung der Werte für Hand-Arm-Vibrationen gegenüber denen für Ganzkörper-Vibrationen rührt daher, dass das unglaublich flexible und vielseitige Hand-Arm-System des Menschen ein hohes Maß an Anpassung und Kompensation der Belastung entgegensetzen kann. Die Stöße und Vibrationen, die z. B. von einem Bohrhammer ausgehen, werden viel besser durch eine federnde Haltung des Arbeiters aufgefangen, als dies z. B. in einer starren Sitzposition auf dem Führerstand einer Baumaschine möglich ist.

Bei Ganzkörper-Vibrationen wird unterschieden zwischen den Bewegungsrichtungen X, Y und Z. Z ist dabei die Bewegungsrichtung parallel zur Wirbelsäule. Es mag verwunderlich erscheinen, dass gerade diese Richtung einen niedrigeren Grenzwert aufweist als die Richtungen X und Y. Mehr dazu jedoch unter Punkt 27 „Anhang" in diesem Kapitel.

§ 10 Maßnahmen zur Vermeidung und Verringerung der Exposition durch Vibrationen

(1) Der Arbeitgeber hat die in § 3 Abs. 1 Satz 6 festgelegten Schutzmaßnahmen nach dem Stand der Technik durchzuführen, um die Gefährdung der Beschäftigten auszuschließen oder so weit wie möglich zu verringern. Dabei müssen Vibrationen am Entstehungsort verhindert oder so weit wie möglich verringert werden. Technische Maßnahmen zur Minderung von Vibrationen haben Vorrang vor organisatorischen Maßnahmen.

Auch hier ist wieder der TOP-Ansatz zu erkennen, der bereits mehrfach erläutert wurde. Leider ist § 10 (1) nicht ganz eindeutig bzw. gar irreführend, wenn es um die Konstruktion bestimmter Maschinen geht: Die Forderung: „Dabei müssen Vibrationen am Entstehungsort verhindert werden ..." ist natürlich kontraproduktiv in den Fällen, in denen es ja speziell Vibrationen sind, die den Nutzen einer Maschine ausmachen. Man denke nur an Presslufthämmer, Bodenverdichter oder dergleichen. In solchen Fällen werden konstruktive Wege gesucht, um die Vibrationen möglichst gut vom Menschen abzukoppeln bzw. zu dämpfen. Das beste Beispiel, wo dies möglich ist, sind mit Sicherheit moderne Fahrersitze in Bussen, LKW oder Baumaschinen.

(2) Zu den Maßnahmen nach Absatz 1 gehören insbesondere

1. alternative Arbeitsverfahren, welche die Exposition gegenüber Vibrationen verringern,

Für einen Unternehmer kann dies bedeuten, dass er sich zugunsten der Belastungsverringerung für ein anderes Arbeitsverfahren entscheiden muss, etwa die alten Pressluftstampfer zu entsorgen und wo möglich die Fertigung auf moderne Rüttler umzustellen. Hier wird er sehr sorgfältig Investitionen, Personaleinsatz, Verbesserung der Arbeitsbedingungen und Einfluss auf die Leistungsfähigkeit seiner Produktion abwägen.

2. Auswahl und Einsatz neuer oder bereits vorhandener Arbeitsmittel, die nach ergonomischen Gesichtspunkten ausgelegt sind und unter Berücksichtigung der auszuführenden Tätigkeit möglichst geringe Vibrationen verursachen, beispielsweise schwingungsgedämpfte handgehaltene oder handgeführte Arbeitsmaschinen, welche die auf den Hand-Arm-Bereich übertragene Vibration verringern,

Nach Inkrafttreten der letzten Stufe der 9. Verordnung zum Geräte- und Produktsicherheitsgesetz (Maschinenverordnung) werden Überlegungen und Vergleiche für den investitionslustigen Arbeitgeber deutlich vereinfacht, da die Hersteller verpflichtet sind, alle maßgeblichen technischen Daten in ihren Produkt-Informationen zu veröffentlichen.

3. die Bereitstellung von Zusatzausrüstungen, welche die Gesundheitsgefährdung auf Grund von Vibrationen verringern, beispielsweise Sitze, die Ganzkörper-Vibrationen wirkungsvoll dämpfen,

Viele Hersteller statten ihre Fahrzeuge heute schon serienmäßig mit hervorragend gedämpften Sitzen aus, andere bieten diese unsinnigerweise als Option gegen Aufpreis an. Schwierig könnte diese Vorschrift z. B. für kleinere Betriebe werden, die seit Jahrzehnten alte, aber bewährte Maschinen einsetzen, welche die Voraussetzungen für eine Umrüstung gar nicht bieten. Die Diskussion um Gedeih und Verderb eines Betriebes kontra Gesundheit der Beschäftigten ist glücklicherweise vom Gesetzgeber entschieden worden.

4. Wartungsprogramme für Arbeitsmittel, Arbeitsplätze und Anlagen sowie Fahrbahnen,

Wie bereits im Zusammenhang mit Lärm erwähnt, dürfte sich das Thema Wartung für einen klug denkenden Unternehmer von selbst aufdrängen. Nicht nur können Lärm und Vibrationen bei gut gewarteten Maschinen reduziert werden – auch Lebensdauer und Energieverbrauch lassen sich so günstig beeinflussen, und eventuelle Produktionsausfälle aufgrund größerer Havarien sind ebenfalls weniger zu befürchten.

5. die Gestaltung und Einrichtung der Arbeitsstätten und Arbeitsplätze,

Hier geht es vorrangig um die von Geräten unabhängige Einrichtung von Arbeitsplätzen usw. Beispielsweise könnte ein höhenverstellbarer Arbeitstisch dazu beitragen, dass der Arbeitnehmer in ergonomisch besserer Haltung arbeiten kann und insofern die schädigende Wirkung von Schwingungen gemindert wird.

6. die Schulung der Beschäftigten im bestimmungsgemäßen Einsatz und in der sicheren und vibrationsarmen Bedienung von Arbeitsmitteln,

Dies ist ein ganz wichtiger Punkt, der leider manchem Arbeitgeber oder Vorgesetzten nur schwer zu vermitteln ist, da sich mit einer besseren Schulung der Mitarbeiter die Vibrationskennzahlen auf dem Papier nicht verbessern lassen. Dennoch gehört es explizit zu den Pflichten des Arbeitgebers, seinen Beschäftigten den korrekten, gesundheitsschonenden Umgang mit den Maschinen beizubringen.

7. die Begrenzung der Dauer und Intensität der Exposition,
8. Arbeitszeitpläne mit ausreichenden Zeiten ohne belastende Exposition und

§ 10 Abs. 1 Satz 1 Nr. 7 und Nr. 8 fallen unter die organisatorischen Maßnahmen und sind dementsprechend den technischen Ansätzen untergeordnet. Während sich in vielen Fällen kein wirklicher Einfluss auf die Intensität von Vibrationen nehmen lässt, ohne damit deutlich auch das Arbeitsergebnis zu beeinflussen, können mit Sicherheit in vielen Fällen z. B. Rotationssysteme zwischen mehreren Arbeitnehmern dafür sorgen, dass jeder ausreichende Erholungsphasen zwischen den belastenden Einsätzen erhält.

Nicht sachgerecht ist die leider weit verbreitete Tendenz, speziell jüngere, noch ungeschädigte Mitarbeiter oder gar häufig wechselnde Praktikanten mit den schwingungsintensiven Arbeiten zu betrauen, um die übrigen Kollegen zu schonen.

9. die Bereitstellung von Kleidung für gefährdete Beschäftigte zum Schutz vor Kälte und Nässe.

Vor allem Kälte führt innerhalb kürzester Zeit zum Verkrampfen der Muskulatur. Die von Vibrationen belasteten Gelenke und Wirbel werden so einem zusätzlichen Druck ausgesetzt und die natürliche Tendenz des Körpers, Schwingungen abzufedern, wird verringert.

Gute Schutzkleidung sollte den Arbeitsbedingungen angemessen sein, d.h. sowohl genug Bewegungsraum lassen als auch eng genug anliegen, um sich nicht irgendwo zu verfangen. Sie darf in keinem Fall die Sicht des Arbeitnehmers einschränken oder gar durch ein plötzliches Verrutschen gänzlich gefährden, und sie sollte zwar warm halten, aber in einem angenehmen Rahmen, damit sie konsequent getragen wird. Atmungsaktive Kleidung lässt ggf. das Verdunsten von Schweiß zu. Ein Hinweis können die entsprechenden Normen geben, zum Beispiel:

- DIN EN 511 (Schutzhandschuhe gegen Kälte)
- DIN EN 342 (Schutzkleidung – Kleidungssysteme und Kleidungsstücke zum Schutz gegen Kälte)
- DIN EN 343 (Schutzkleidung – Schutz gegen Regen)

(3) Der Arbeitgeber hat, insbesondere durch die Maßnahmen nach Absatz 1, dafür Sorge zu tragen, dass bei der Exposition der Beschäftigten die Expositionsgrenzwerte nach § 9 Abs. 1 Satz 1 Nr. 1 und § 9 Abs. 2 Satz 1 Nr. 1 nicht überschritten werden. Werden die Expositionsgrenzwerte trotz der durchgeführten Maßnahmen überschritten, hat der Arbeitgeber unverzüglich die Gründe zu ermitteln und weitere Maßnahmen zu ergreifen, um die Exposition auf einen Wert unterhalb der Expositionsgrenzwerte zu senken und ein erneutes Überschreiten der Grenzwerte zu verhindern.

Wie bereits mehrfach erläutert, bedeutet das Überschreiten der Expositionsgrenzwerte für den Arbeitgeber „Phase ROT“. Anders als beim Lärmschutz, wo evtl. noch das kurzfristige Bereitstellen von Gehörschutz Abhilfe schaffen kann, können bei Vibrationen nur unverzügliche Aktionen helfen. Diese können, bedingt durch teilweise lange Beschaffungszeiten, meist nur organisatorischer Natur sein. „Unverzüglich“ bedeutet in diesem Zusammenhang „ohne schuldhaftes Zögern“. Der Arbeitgeber muss also einschätzen, ob es sich z.B. um einen Arbeitsplatz handelt, an dem akut ein Mitarbeiter gefährdet wird, oder ob vor dem nächsten größeren Einsatz der Maschine noch Zeit zum Handeln verbleibt.

(4) Werden die Auslösewerte nach § 9 Abs. 1 Satz 1 Nr. 2 oder § 9 Abs. 2 Satz 1 Nr. 2 überschritten, hat der Arbeitgeber ein Programm mit technischen und organisatorischen Maßnahmen zur Verringerung der Exposition durch Vibrationen auszuarbeiten und durchzuführen. Dabei sind insbesondere die in Absatz 2 genannten Maßnahmen zu berücksichtigen.

Das Erreichen der Auslösewerte kann man als „Phase GELB" verstehen. Der Arbeitgeber ist unmissverständlich zum Handeln aufgefordert, jedoch wird dieses nicht „unverzüglich" von ihm verlangt, sondern es wird ihm Zeit gegeben, ein „Programm [...]" auszuarbeiten und durchzuführen.

Abschnitt 5 Unterweisung der Beschäftigten; Beratung durch den Ausschuss für Betriebssicherheit

Im fünften Abschnitt sind einige ergänzende Bestimmungen zusammengefasst.

§ 11 Unterweisung der Beschäftigten

(1) Können bei Exposition durch Lärm die unteren Auslösewerte nach § 6 Satz 1 Nr. 2 oder bei Exposition durch Vibrationen die Auslösewerte nach § 9 Abs. 1 Satz 1 Nr. 2 oder § 9 Abs. 2 Satz 1 Nr. 2 erreicht oder überschritten werden, stellt der Arbeitgeber sicher, dass die betroffenen Beschäftigten eine Unterweisung erhalten, die auf den Ergebnissen der Gefährdungsbeurteilung beruht und die Aufschluss über die mit der Exposition verbundenen Gesundheitsgefährdungen gibt. Sie muss vor Aufnahme der Beschäftigung und danach in regelmäßigen Abständen, jedoch immer bei wesentlichen Änderungen der belastenden Tätigkeit, erfolgen.

Sobald die Exposition von Lärm und Vibrationen ein relevantes Maß erreicht haben, ist eine Unterweisung der betroffenen Beschäftigten vorzusehen. Die betreffenden Auslösewerte sind:

- Schallexpositionspegel $L_{EX,8h}$ von 80 dB
- Spitzenpegel $L_{pC,peak}$ von 135 dB
- Hand-Arm-Vibrationen A(8) = 2,5 m/s²
- Ganzkörper-Vibrationen A(8) = 0,5 m/s²

Es ist dabei zu berücksichtigen, dass hier der Gesetzgeber im *konjunktivus potentialis* formuliert hat. Eine Unterweisung wäre demnach bereits erforderlich, wenn eine entsprechende Exposition auftreten kann – beispielsweise, wenn ein Beschäftigter die Tätigkeit eines erkrankten Kollegen übernehmen könnte.

Die Pflicht zur Unterweisung ergibt sich bereits aus ArbSchG § 12 und wird hier konkretisiert. In Absatz 1 wird allgemein gefordert, dass diese Unterweisung auf den Ergebnissen der Gefährdungsbeurteilung zu beruhen hat und Aufschluss auf die mit der Exposition verbundenen Gesundheitsgefährdungen gibt. In Absatz 2 werden dann detailliertere Anforderungen festgeschrieben.

Eine Unterweisung muss zunächst einmal vor der Aufnahme der Beschäftigung und bei wesentlichen Änderungen der belastenden Tätigkeit erfolgen. Der Begriff „wesentliche Änderung“ ist vor dem Hintergrund des Schutzziels auszulegen: Eine Änderung ist immer dann wesentlich, wenn im Rahmen der neuen Tätigkeit Expositionen über den (unteren) Auslösewerten auftreten – selbst dann, wenn mit der Tätigkeit zuvor eine höhere Exposition verbunden war, denn der Beschäftigte könnte in irrender Weise annehmen, dass eine Gefährdung nun weggefallen sei. Eine Änderung kann dann unwesentlich im Sinne dieser Bestimmung sein, wenn bei der neuen Beschäftigung sowohl durch die Höhe der Exposition als auch durch unnötige Anwendung von Schutzmaßnahmen keine Gefährdung zu befürchten ist.

Daneben muss Unterweisung auch in regelmäßigen Abständen wiederholt werden. Konkrete Vorgaben werden hier – wie bei Regelungswerken im Geiste der Deregulierung üblich – nicht gemacht, die Fristen sind aus der Gefährdungsbeurteilung abzuleiten. Im Normalfall sollte eine jährliche Wiederholungsunterweisung ausreichend sein. Bei neu im Unternehmen tätigen Personen – insbesondere bei Auszubildenden – dürften anfangs kürzere Fristen (beispielsweise jedes Quartal) angezeigt sein.

Insbesondere bei temporär tätigen Aushilfskräften (Praktikanten, Werkstudenten, Leiharbeitern) wird die Unterweisung häufiger vergessen. Hier hat der Arbeitgeber durch den Aufbau einer geeigneten Organisation sicherzustellen, dass auch bei solchen Personen die Unterweisungen vorgenommen werden. Nach ArbSchG § 12 (2) trifft bei Arbeitnehmerüberlassung das entleihende Unternehmen die Pflicht der Unterweisung. Gerne vergessen wird eine solche Unterweisung auch bei „Subunternehmern“, die ja teilweise unter den Begriff des *Beschäftigten* fallen.

> (2) Der Arbeitgeber stellt sicher, dass die Unterweisung nach Absatz 1 in einer für die Beschäftigten verständlichen Form und Sprache erfolgt und mindestens folgende Informationen enthält:

Bezüglich der Form werden keine konkreten Vorgaben gemacht, es wird lediglich gefordert, dass sie für die Beschäftigten verständlich sein muss. Die Schriftform erlaubt dem Arbeitgeber die einfache Dokumentation der Maßnahme und den Beschäftigten eine spätere Einsicht in die Unterweisung, hat jedoch den Nachteil, dass die Unterweisung häufig nur als nicht weiter ernst zu nehmende Pflichtübung verstanden wird. Vor dem Hintergrund des Schutzziels ist die mündliche Unterweisung in Kombination mit schriftlichen Unterlagen zu bevorzugen. Denkbar wäre aber auch eine mündliche Unterweisung, die im

Intranet als Video hinterlegt ist und so von den Beschäftigten auch später wieder rezipiert werden kann.

Materialien für die Zusammenstellung einer solchen Unterweisungen bieten beispielsweise die Berufsgenossenschaften und die Hersteller von Gehörschutzmitteln an.

1. die Art der Gefährdung,

Die Gefährdung muss sich nicht auf eine direkt durch die Exposition hervorgerufene Gefährdung der Gesundheit beschränken, denkbar sind auch Sekundärgefährdungen wie beispielsweise das Überhören von Warnsignalen. Es muss auch immer konkretisiert werden, welche Art von Lärmgefährdung (Dauerlärm oder Impulslärm) beziehungsweise Vibrationsgefährdung (Hand-Arm- oder Ganzkörpervibration) vorliegt.

2. die durchgeführten Maßnahmen zur Beseitigung oder zur Minimierung der Gefährdung unter Berücksichtigung der Arbeitsplatzbedingungen,

Schutzmaßnahmen „auf dem Papier“ reduzieren keine Gefährdung. Die Beschäftigten müssen also wissen, dass die angeordneten Maßnahmen keine Schikane und keine Erfüllung lediglich formaler Pflichten sind, sondern dass sie dem Schutz ihrer eigenen Gesundheit dienen. Dass die Beschäftigten die Schutzmaßnahmen und deren Sinn kennen, dient auch dazu, dass dem Arbeitgeber oder dessen Erfüllungsgehilfen zurückgemeldet wird, wenn Schutzmaßnahmen augenscheinlich nicht mehr greifen.

3. die Expositionsgrenzwerte und Auslösewerte,

Die Kenntnis dieser Werte ist Voraussetzung, um die nach Punkt 4 bekannt zu gebenden Expositionswerte beurteilen zu können. Eine gewisse Problematik liegt daran, dass Schallpegel und somit auch Lärmexpositionspegel in dB, also einem logarithmischen Maß, angegeben werden. Wird dieser Umstand nicht hinreichend erläutert, dann wird der Laie einen um 10 dB erhöhten Wert als geringfügige Überschreitung ansehen und nicht als Exposition mit zehnfach höherer Energie.

4. die Ergebnisse der Ermittlungen zur Exposition zusammen mit einer Erläuterung ihrer Bedeutung und der Bewertung der damit verbundenen möglichen Gefährdungen und gesundheitlichen Folgen,

Der durchschnittliche Beschäftigte ist keine Fachkraft für Arbeitssicherheit und muss erst in die Lage versetzt werden, die ihm bekanntgegebenen Expositionswerte richtig einzuordnen. Auf die Problematik des logarithmischen Maßes wurde schon bei den Erläuterungen zu Punkt 3 eingegangen. Daneben ist auch zu erläutern, mit welchen gesundheitlichen Folgen zu rechnen ist und was als ungefährliche Exposition zu betrachten ist. Bei der Lärmexposition sollte das statistische Schädigungsmodell nach ISO 1999 zur Unterweisung gehören.

5. die sachgerechte Verwendung der persönlichen Schutzausrüstung,

Hier sind in DGUV 212-024 (*Gehörschutz*) wertvolle Anregungen zu finden. Leider gibt es zum Schutz vor Vibrationen noch keine geeigneten persönlichen Schutzausrüstungen.

6. die Voraussetzungen, unter denen die Beschäftigten Anspruch auf arbeitsmedizinische Vorsorge haben, und deren Zweck,

Rechtsgrundlage für den Anspruch ist hier inzwischen die ArbMedVV (*Verordnung zur arbeitsmedizinischen Vorsorge*). Diese Verordnung unterscheidet zwischen Angebotsuntersuchungen und Pflichtuntersuchungen.

Angebotsuntersuchungen sind bei Lärmexposition ab Erreichen der unteren Auslösewerte und bei Vibrationen ab Erreichen der Auslösewerte dem Beschäftigten zu ermöglichen. Pflichtuntersuchungen sind bei Lärmexposition ab Erreichen der oberen Auslösewerte und bei Vibrationen ab Erreichen der Expositionsgrenzwerte zu veranlassen.

7. die ordnungsgemäße Handhabung der Arbeitsmittel und sichere Arbeitsverfahren zur Minimierung der Expositionen,

Die Exposition von Lärm und Vibrationen hängt maßgeblich vom Arbeitsverfahren und von den eingesetzten Arbeitsmitteln ab. Durch entsprechende Unterweisung sollen hier die Beschäftigten in die Lage versetzt werden, sich und ihre Kollegen zu schützen.

8. Hinweise zur Erkennung und Meldung möglicher Gesundheitsschäden.

Die Beschäftigten müssen in die Lage versetzt werden, sich abzeichnende Gesundheitsschäden möglichst frühzeitig zu erkennen und zu melden, um das Ausmaß dieser Schäden bestmöglich zu begrenzen. Gesundheitsschäden trotz sachgerecht durchgeführter Arbeitsschutzmaßnahmen sind unter anderem in den folgenden Fällen möglich:

- Der Beschäftigte ist besonders empfindlich oder hat erhebliche Vorbelastungen, auch aus dem Freizeitbereich (insbesondere durch Freizeitlärm oder sportliche Betätigungen).
- Bei der Beurteilung der Arbeitsbedingungen wurden wesentliche Expositionen oder verschärfende Umstände (beispielsweise ototoxische Substanzen oder verschärfende Einflüsse gebeugter oder verdrehter Haltung etc.) übersehen.
- Angeordnete Maßnahmen reichen nicht aus oder werden nicht sachgerecht umgesetzt.

(3) Um frühzeitig Gesundheitsstörungen durch Lärm oder Vibrationen erkennen zu können, hat der Arbeitgeber sicherzustellen, dass ab dem Überschreiten der unteren Auslösewerte für Lärm und dem Überschreiten der Auslösewerte für Vibrationen die betroffenen Beschäftigten eine allgemeine arbeitsmedizinische Beratung erhalten. Die Beratung ist unter Beteiligung des in § 7 Abs. 1 der Verordnung zur arbeitsmedizinischen Vorsorge genannten Arztes durchzuführen, falls dies aus arbeitsmedizinischen Gründen erforderlich sein sollte. Die arbeitsmedizinische Beratung kann im Rahmen der Unterweisung nach Absatz 1 erfolgen.

Unterweisungen nach Absatz 1 werden häufig von Fachkräften für Arbeitssicherheit oder den normalen Vorgesetzten durchgeführt. Diese Personen verfügen im medizinischen Bereich oft nur über angelesenes Wissen, was bezüglich möglicher Nachfragen der Beschäftigten unbefriedigend ist. Daher ist neben der Unterweisung auch eine allgemeine arbeitsmedizinische Beratung vorgesehen, sobald die entsprechenden Auslösewerte erreicht oder überschritten werden, konkret also:

- Schallexpositionspegel $L_{\mathrm{EX,8h}}$ von 80 dB
- Spitzenpegel $L_{\mathrm{pC,peak}}$ von 135 dB

- Hand-Arm-Vibrationen A(8) = 2,5 m/s²
- Ganzkörper-Vibrationen A(8) = 0,5 m/s²

Konkrete Vorgaben für Zeitpunkt, Wiederholungen und Umfang dieser Beratung macht die LärmVibrationsArbSchV nicht. Sie regt jedoch an, dass diese Beratung im Rahmen der Unterweisung nach Absatz 1 erfolgen kann. Weitere Anregungen gibt es hier nicht, der Arbeitgeber hat hier also im Rahmen der Beurteilung der Arbeitsbedingungen entsprechende Festlegungen zu treffen.

Insbesondere dann, wenn wegen wesentlicher Änderungen der Tätigkeit eine neue Unterweisung erfolgen muss, ist nicht zwingend eine erneute arbeitsmedizinische Beratung erforderlich. Durch die Änderung können nun andere Maßnahmen erforderlich sein, das Grundproblem der Exposition durch Lärm und Vibrationen kann jedoch unverändert sein, sodass aus arbeitsmedizinischer Sicht keine neue Situation vorliegt.

§ 12 Beratung durch den Ausschuss für Betriebssicherheit

Der Ausschuss nach § 21 der Betriebssicherheitsverordnung vom 3. Februar 2015 (BGBl. I S. 49), die zuletzt durch Artikel 1 der Verordnung vom 28. Mai 2021 (BGBl. I S. 1224) geändert worden ist, berät das Bundesministerium für Arbeit und Soziales auch in Fragen der Sicherheit und des Gesundheitsschutzes bei lärm- oder vibrationsbezogenen Gefährdungen. § 21 Absatz 4 und 5 der Betriebssicherheitsverordnung gilt entsprechend.

Diese Bestimmung ist für Arbeitgeber und Beschäftigte ohne Relevanz.

§ 13 (weggefallen)

Da die arbeitsmedizinische Vorsorge nicht mehr hier, sondern in der ArbMedVV geregelt wird, konnte § 13 wegfallen.

§ 14 (weggefallen)

Da die arbeitsmedizinische Vorsorge nicht mehr hier, sondern in der ArbMedVV geregelt wird, konnte § 14 wegfallen.

Abschnitt 6 Ausnahmen, Straftaten und Ordnungswidrigkeiten, Übergangsvorschriften

Im sechsten Abschnitt sind dann die „Schlussvorschriften“ zusammengefasst.

§ 15 Ausnahmen

(1) Die zuständige Behörde kann auf schriftlichen oder elektronischen Antrag des Arbeitgebers Ausnahmen von den Vorschriften der §§ 7 und 10 zulassen, wenn die Durchführung der Vorschrift im Einzelfall zu einer unverhältnismäßigen Härte führen würde und die Abweichung mit dem Schutz der Beschäftigten vereinbar ist.

Die zuständigen Behörden sind im Regelfall die Landesämter für Arbeitsschutz. Ob im Einzelfall eine unverhältnismäßige Härte vorliegt und ob die Erteilung einer Ausnahme mit dem Schutz der Beschäftigten vereinbar ist, entscheidet die zuständige Behörde in pflichtgemäßem Ermessen.

Diese Ausnahmen können mit Nebenbestimmungen verbunden werden, die unter Berücksichtigung der besonderen Umstände gewährleisten, dass die sich daraus ergebenden Gefährdungen auf ein Minimum reduziert werden. Diese Ausnahmen sind spätestens nach vier Jahren zu überprüfen; sie sind aufzuheben, sobald die Umstände, die sie gerechtfertigt haben, nicht mehr gegeben sind.

Nach Satz 1 muss die Abweichung mit dem Schutz der Beschäftigten vereinbar sein. Dies wird häufig dadurch gewährleistet, dass kompensatorische Maßnahmen als Nebenbestimmung erlassen werden. Eine Ausnahme ist kein Freibrief „in alle Ewigkeit“, sondern von der zuständigen Behörde in Intervallen von maximal vier Jahren zu überprüfen und gegebenenfalls aufzuheben.

Der Antrag des Arbeitgebers muss Angaben enthalten zu

1. der Gefährdungsbeurteilung einschließlich deren Dokumentation,
2. Art, Ausmaß und Dauer der ermittelten Exposition,
3. den Messergebnissen,
4. dem Stand der Technik bezüglich der Tätigkeiten und der Arbeitsverfahren sowie den technischen, organisatorischen und persönlichen Schutzmaßnahmen,
5. Lösungsvorschlägen und einem Zeitplan, wie die Exposition der Beschäftigten reduziert werden kann, um die Expositions- und Auslösewerte einzuhalten.
6. (weggefallen)

Die Ausnahme nach Satz 1 kann auch im Zusammenhang mit Verwaltungsverfahren nach anderen Rechtsvorschriften beantragt werden.

Die Angaben, die der Arbeitgeber beim Antrag machen muss, gehen deutlich über das hinaus, was bei der Gefährdungsbeurteilung zwingend dokumentiert werden muss. Insbesondere muss als Punkt 4 der Stand der Technik bezüglich der betreffenden Problematik dargelegt und daraus begründet werden, warum dessen Umsetzung eine unverhältnismäßige Härte bedeuten würde. Punkt 5 schreibt fest, dass es sich bei solchen Ausnahmen nach Möglichkeit um Übergangsregelungen handeln soll, dass der Arbeitgeber also Lösungsvorschläge und Umsetzungsperspektiven zu erarbeiten hat, wie er den Anforderungen der LärmVibrationsArbSchV künftig ohne Ausnahme genügen möchte.

Bei einer Ausnahme werden nicht pauschal die Vorschriften der §§ 5 bis 11 außer Kraft gesetzt, sondern die zuständige Behörde erlaubt die Abweichung von einzelnen Vorschriften. Die einzelnen Vorschriften eignen sich für solche Ausnahmen in unterschiedlichem Maße.

In § 5 geht es um die Fachkunde bei der Gefährdungsbeurteilung und der Durchführung von Messungen. Man ist versucht zu hinterfragen, wie denn ein Antrag auf eine diesbezügliche Abweichung gestellt werden kann, wenn doch Gefährdungsbeurteilung und Messungen notwendige Bestandteile des Antrags sind. Es gibt aber Fälle (insbesondere im Bereich des Musik- und Unterhaltungssektors), in denen eine stark schwankende Exposition vorliegt, sodass deren normgerechte Erfassung tatsächlich eine unverhältnismäßige Härte darstellt. In solchen Fällen mag dies (die Unverhältnismäßigkeit) auch für den Vorrang von technischen und organisatorischen Maßnahmen gelten, sodass die zuständige Behörde dem Arbeitgeber erlauben könnte, als primäre Maßnahme persönlichen Gehörschutz einzusetzen. Eine sachgerechte Nebenbestimmung wäre in diesem Fall die Einhaltung der Richtwerte für den Publikumsschutz (DIN 15905-5).

Die Auslösewerte nach §§ 6 und 9 eignen sich weniger für Abweichungen, weil im Regelfall nicht pauschal alle Rechtsfolgen eine unverhältnismäßige Härte darstellen. Stattdessen wird man bei konkret den Maßnahmen, die eine solche Härte sind, eine Ausnahme zulassen.

In § 7 eignet sich insbesondere der Vorrang von technischen vor organisatorischen Maßnahmen und diese vor persönlichem Gehörschutz für eine Ausnahme. Es gibt Fälle, in denen eine organisatorische Maßnahme denselben oder einen größeren Effekt hat als eine technische Maßnahme, aber deutlich preisgünstiger zu realisieren ist. Über eine Ausnahme kann dann die wirtschaftlichere Lösung legalisiert werden.

Dass persönlicher Gehörschutz (§ 8) zu einer unverhältnismäßigen Härte führen soll, ist angesichts dessen Kosten erst mal nicht nachvollziehbar. Der Begriff der unverhältnismäßigen Härte ist jedoch hier nicht strikt auf wirtschaftliche Gesichtspunkte beschränkt. Der Einsatz von persönlichem Gehörschutz kann auch dazu führen, dass Gefahren oder Warnsignale nicht oder nicht rechtzeitig wahrgenommen werden können, und so der Einsatz von solchen Schutzmaßnahmen zu erheblicher Gefährdung – sogar des Lebens – an anderer Stelle führen kann. Auch hier wäre die Durchsetzung von solchen Schutzmaßnahmen eine unverhältnismäßige Härte. (In der Praxis gab es diese Konstellation beispielsweise bei Gleisbauarbeitern, die herannahende Züge nicht mehr rechtzeitig gehört haben. Nach einigen Todesfällen wurde dann vorübergehend auf Gehörschutz verzichtet, bis geeignete Produkte gefunden waren.)

In § 10 eignet sich insbesondere wieder der Vorrang der technischen vor organisatorischen Maßnahmen für Ausnahmen. Auch wenn absehbar ist, dass Arbeitsmittel oder Arbeitsverfahren mit hoher Exposition an Vibrationen mittelfristig durch Alternativen ersetzt werden und somit die über mehrere Jahre gemittelte Exposition unter den Auslöse- beziehungsweise Expositionsgrenzwerten liegen wird, dürfte eine Ausnahme zu rechtfertigen sein.

Dass eine Unterweisung der Beschäftigten (§ 11) zu einer unverhältnismäßigen Härte führen kann, ist ebenfalls nicht sofort einsichtig. Am ehesten wäre hier eine Ausnahme angemessen, wenn bei einer häufigen wesentlichen Änderung der Tätigkeit (beispielsweise bei Praktikanten) nicht stets die komplette Unterweisung durchgeführt wird, sondern dort hinnehmbare Kürzungen vorgenommen werden. (Im Extremfall reduziert sich dann die Unterweisung auf die

Aussage, dass es bei der kommenden Tätigkeit auch laut ist und die diesbezüglichen Arbeitsanweisungen uneingeschränkt gültig bleiben.)

(2) In besonderen Fällen kann die zuständige Behörde auf Antrag des Arbeitgebers zulassen, dass für Tätigkeiten, bei denen die Lärmexposition von einem Arbeitstag zum anderen erheblich schwankt, für die Anwendung der Auslösewerte zur Bewertung der Lärmpegel, denen die Beschäftigten ausgesetzt sind, anstatt des Tages-Lärmexpositionspegels der Wochen-Lärmexpositionspegel verwendet wird, sofern

1. der Wochen-Lärmexpositionspegel den Expositionswert L (tief) EX,40h = 85 dB(A) nicht überschreitet und dies durch eine geeignete Messung nachgewiesen wird und
2. geeignete Maßnahmen getroffen werden, um die mit diesen Tätigkeiten verbundenen Gefährdungen auf ein Minimum zu verringern.

Im Gegensatz zur BGV B3 ist für die Mittelung über eine ganze Arbeitswoche die Zustimmung der zuständigen Behörde erforderlich. Da bei einer normgerechten Ermittlung der Lärmexposition eine Mittelung über mehrere Messungen möglich ist, könnte man mit der Wahl einer geeigneten Messstrategie denselben Effekt erreichen, ohne die Behörde mit einem Antrag belästigen zu müssen.

Stark schwankende Lärmexposition ist beispielsweise bei Veranstaltungstechnikern üblich, die teilweise bei lauten Rock-Konzerten tätig sind, an anderen Tagen aber Lager- oder Reparaturarbeiten durchführen oder Sprachbeschallung betreuen.

Wie stark die Lärmexposition schwanken muss, damit die Schwankung erheblich ist, steht im Ermessen der zuständigen Behörde und ist üblicherweise nicht das Kriterium, an dem eine Ausnahme scheitert. Daneben müssen jedoch alle geeigneten Maßnahmen getroffen sein, um die Gefährdung auf ein Minimum zu begrenzen – also alles, was in § 7 aufgezählt wird.

§ 16 Straftaten und Ordnungswidrigkeiten

(1) Ordnungswidrig im Sinne des § 25 Abs. 1 Nr. 1 des Arbeitsschutzgesetzes handelt, wer vorsätzlich oder fahrlässig

Solche Ordnungswidrigkeiten können nach ArbSchG § 25 mit Geldbußen bis zu 5.000 Euro geahndet werden. In vielen Fällen wird ein Verstoß gegen die LärmVibrationsArbSchV jedoch auch die Gesundheit des Beschäftigten gefährden.

Kommt dann noch Vorsatz (und sei es als *dolus eventualis* hinzu), dann liegt bereits eine Straftat vor.

Ordnungswidrig kann hier nicht nur der Arbeitgeber selbst handeln, sondern auch seine Erfüllungsgehilfen, wenn sie für den Arbeitgeber gehandelt haben oder hätten handeln müssen.

Neben einer Geldbuße kann die Behörde auch den illegalen Gewinn abschöpfen, wenn der Arbeitgeber durch entsprechende Unterlassungen (beispielsweise durch den Verzicht, Messungen nach dem Stand der Technik durchführen zu lassen) Kosten vermieden hat. Daneben kommt auch eine zivilrechtliche Haftung für entstandene Schäden (insbesondere Schmerzensgeld, Behandlungskosten und Berufsunfähigkeitsrenten) in Betracht.

1. entgegen § 3 Abs. 1 Satz 2 die auftretende Exposition nicht in dem in Absatz 2 genannten Umfang ermittelt und bewertet,

Die Ordnungswidrigkeit wird hier auf Satz 2, also die „Bewertungsphase" beschränkt. Die „Analysephase" kann vom Arbeitgeber straflos weggelassen werden, wenn er die „Bewertungsphase" ohne vorherige „Analysephase" durchführt. Sofern er bei einer ohnehin nicht erforderlichen „Bewertungsphase" die „Analysephase" nicht durchführt, kann er sie kaum dokumentieren – dann handelt er zwar nicht nach Absatz (1) 1., sondern nach Absatz (1) 2. ordnungswidrig.

2. entgegen § 3 Abs. 4 Satz 1 eine Gefährdungsbeurteilung nicht dokumentiert oder in der Dokumentation entgegen § 3 Abs. 4 Satz 2 die dort genannten Angaben nicht macht,

Auch dann, wenn die Analysephase der Gefährdungsbeurteilung zu dem Ergebnis kommt, dass die Beschäftigten keinem Lärm und keinen Vibrationen ausgesetzt sind oder ausgesetzt sein könnten, muss er diese „verkürzte Gefährdungsbeurteilung" dokumentieren. Der Arbeitgeber handelt streng genommen ordnungswidrig, wenn er dies nicht tut (wobei dies wohl ein Fall für das Opportunitätsprinzip wäre).

3. entgegen § 4 Abs. 1 Satz 1 in Verbindung mit Satz 2 nicht sicherstellt, dass Messungen nach dem Stand der Technik durchgeführt werden, oder entgegen § 4 Abs. 1 Satz 4 die Messergebnisse nicht speichert,

Solange der *Stand der Technik* mit den in Normen niedergelegten *anerkannten Regeln der Technik* übereinstimmt, ist dies weitgehend unproblematisch. Für den Fall, dass Messungen nach veralteten Normen durchführt werden, ist dies eine Ordnungswidrigkeit. Da aber daraus im Regelfall keine Gefährdung der Beschäftigten resultiert oder zumindest erkennbar ist, dürfte dann keine Straftat vorliegen.

4. entgegen § 5 Satz 1 nicht sicherstellt, dass die Gefährdungsbeurteilung von fachkundigen Personen durchgeführt wird, oder entgegen § 5 Satz 4 nicht die dort genannten Personen mit der Durchführung der Messungen beauftragt,

Bei der Durchführung von Messungen sind dies *Fachkunde* und *erforderliche Einrichtungen*. Für den Fall, dass Messungen mit veralteten Einrichtungen durchführt werden, ist dies eine Ordnungswidrigkeit. Da aber daraus im Regelfall keine Gefährdung der Beschäftigten resultiert oder zumindest erkennbar ist, dürfte dann eine Straftat nicht in Betracht kommen.

5. entgegen § 7 Abs. 4 Satz 1 Arbeitsbereiche nicht kennzeichnet oder abgrenzt,

Die Abgrenzung von Lärmbereichen ist nach § 7 Absatz 4 Satz 1 dann durchzuführen, wenn sie technisch möglich ist. Die Termini *Abgrenzung* als auch *technisch möglich* sind nach dem Stand der Technik auszulegen, wobei dabei (wie generell beim *Stand der Technik*) das Verhältnis zwischen Aufwand und Nutzen berücksichtigt werden darf.

6. entgegen § 7 Abs. 5 Satz 1 ein Programm mit technischen und organisatorischen Maßnahmen zur Verringerung der Lärmexposition nicht durchführt,

Hier entsteht eine gewisse Rechtsunsicherheit dadurch, dass über Beginn und maximale Dauer eines solchen Lärmminderungsprogramms keine Aussagen gemacht werden.

7. entgegen § 8 Abs. 1 in Verbindung mit Abs. 2 den dort genannten Gehörschutz nicht zur Verfügung stellt,
8. entgegen § 8 Abs. 3 nicht dafür Sorge trägt, dass die Beschäftigten den dort genannten Gehörschutz bestimmungsgemäß verwenden,

Der Arbeitgeber handelt im eigenen Interesse, wenn er dabei nicht auf das Erinnerungsvermögen jedes betreffenden Beschäftigten verlässt, sondern sowohl die Ausgabe als auch das „Tragen der Sorge“ dokumentiert beziehungsweise dokumentieren lässt.

9. entgegen § 10 Abs. 3 Satz 1 nicht dafür sorgt, dass die in § 9 Abs. 1 Satz 1 Nr. 1 oder § 9 Abs. 2 Satz 1 Nr. 1 genannten Expositionsgrenzwerte nicht überschritten werden,

Von einer Ordnungswidrigkeit ist auszugehen, wenn die Expositionsgrenzwerte überschritten werden. Der Nachweis, dass sie dies trotz „getragener Sorge“ des Arbeitgebers tun, wird sich bei über einen Tag gemittelten Expositionswerten wohl kaum erbringen lassen.

10. entgegen § 10 Abs. 4 Satz 1 ein Programm mit technischen und organisatorischen Maßnahmen zur Verringerung der Exposition durch Vibrationen nicht durchführt oder

Auch hier entsteht eine gewisse Rechtsunsicherheit dadurch, dass über Beginn und maximale Dauer eines solchen Lärmminderungsprogramms keine Aussagen gemacht werden.

11. entgegen § 11 Abs. 1 nicht sicherstellt, dass die Beschäftigten eine Unterweisung erhalten, die auf den Ergebnissen der Gefährdungsbeurteilung beruht und die in § 11 Abs. 2 genannten Informationen enthält.

Der Arbeitgeber handelt im eigenen Interesse, wenn er sich dabei nicht auf das Erinnerungsvermögen jedes betreffenden Beschäftigten verlässt, sondern die Durchführung der Unterweisungen dokumentiert beziehungsweise dokumentieren lässt.

12. (weggefallen)
13. (weggefallen)

Mit Auslagerung der arbeitsmedizinischen Untersuchungen in die ArbMedVV ist diesen beiden Punkten der Bezug verlustig gegangen, sie konnten somit wegfallen.

(2) Wer durch eine in Absatz 1 bezeichnete vorsätzliche Handlung das Leben oder die Gesundheit eines Beschäftigten gefährdet, ist nach § 26 Nr. 2 des Arbeitsschutzgesetzes strafbar.

Nach ArbSchG § 26 werden lediglich Gefährdungen für Leben oder die Gesundheit eines Beschäftigten bestraft. Für tatsächliche Schäden gibt es die allgemeinen Vorschriften im Strafgesetzbuch (insbesondere im sechzehnten Abschnitt (Straftaten gegen das Leben, insbesondere Totschlag) und im siebzehnten Abschnitt (Straftaten gegen die körperliche Unversehrtheit, insbesondere Körperverletzung)).

Das Strafmaß für solche Gefährdungen ist eine Freiheitsstrafe bis zu einem Jahr oder eine Geldstrafe. Geldstrafen werden in Tagessätzen bemessen, die vom Einkommen des Verurteilten abhängen, und können zwischen 1 und 5000 Euro liegen – die maximale Geldstrafe liegt also hier bei rund 1,8 Millionen Euro.

Neben der Gefährdung des Lebens oder der Gesundheit eines Beschäftigten ist die vorsätzliche Handlung eine Voraussetzung für die Strafbarkeit. Unter *Handlung* sind hier auch die Unterlassungen subsumiert – Absatz 1 kennt ausschließlich Unterlassungstatbestände.

Die Abgrenzung des Vorsatzes von der Fahrlässigkeit ist an dieser Stelle nicht immer einfach. In den meisten Fällen ist jedoch zumindest ein *dolus eventualis* und somit Vorsatz anzunehmen. Ein Vorsatz ist nicht anzunehmen, wenn es der Täter lediglich an der erforderlichen Sorgfalt hat mangeln lassen. Wer zum Beispiel vor der Durchführung einer Messung nicht prüft, ob die zur Anwendung kommende technische Regel noch Stand der Technik ist, dem mag man zwar Fahrlässigkeit, jedoch keinen Vorsatz unterstellen. Ein Arbeitgeber hat auch damit zu rechnen, dass persönlicher Gehörschutz nicht bestimmungsgemäß verwendet wird. Nimmt er dies so hin, so liegt ein Eventualvorsatz vor. Weist er aber an, dass die bestimmungsgemäße Verwendung zu überwachen ist, kontrolliert aber nicht, ob diese Überwachung tatsächlich durchgeführt wird, so handelt er nur fahrlässig.

§ 17 Übergangsvorschriften

(1) Für den Bereich des Musik- und Unterhaltungssektors ist diese Verordnung erst ab dem 15. Februar 2008 anzuwenden.

Im Bereich des Musik- und Unterhaltungssektors wurde in der Vergangenheit bisweilen argumentiert, dass die entsprechenden Bestimmungen hier nicht anzuwenden seien, da hier der Lärm das „Produkt" und nicht eine mehr oder weniger vermeidbare unerwünschte Begleiterscheinung sei. Mit Absatz 1 wird klargestellt, dass die LärmVibrationsArbSchV auch hier anzuwenden ist. Es darf vermutet werden, dass diese Klarstellung mit ein Grund für den Erlass dieser Übergangsvorschrift gewesen ist.

(2) Für Wehrmaterial der Bundeswehr, das vor dem 1. Juli 2007 erstmals in Betrieb genommen wurde, gilt bis zum 1. Juli 2011 abweichend von § 9 Abs. 2 Nr. 1 für Ganzkörper-Vibrationen in Z-Richtung ein Expositionsgrenzwert von A(8) = 1,15 m/s^2.

Diese Vorschrift ist ergänzend zu § 1 Abs. 3 zu verstehen, ist also eine Übergangsvorschrift für den Einsatz von Wehrmaterial bei der Ausbildung.

(3) Abweichend von § 9 Abs. 2 Nr. 1 darf bis zum 31. Dezember 2011 bei Tätigkeiten mit Baumaschinen und Baugeräten, die vor dem Jahr 1997 hergestellt worden sind und bei deren Verwendung trotz Durchführung aller in Betracht kommenden Maßnahmen nach dieser Verordnung die Einhaltung des Expositionsgrenzwertes für Ganzkörper-Vibrationen nach § 9 Abs. 2 Nr. 1 nicht möglich ist, an höchstens 30 Tagen im Jahr der Expositionsgrenzwert für Ganzkörper-Vibrationen in Z-Richtung von A(8) = 0,8 m/s^2 bis höchstens 1,15 m/s^2 überschritten werden.

Mit dieser Übergangsvorschrift können Betriebe der Bauwirtschaft Altgeräte mit etwas höherer Vibrationsexposition noch ein paar Jahre legal betreiben – jedoch nur, wenn alle möglichen und zumutbaren Maßnahmen zur Vibrationsvermeidung durchgeführt wurden.

Anhang Vibration

Dieser Anhang legt für Hand-Arm-Vibrationen und für Ganzkörper-Vibrationen genauere Kriterien für die Ermittlung, Messung und Bewertung fest.

1. Hand-Arm-Vibrationen

1.1 Ermittlung und Bewertung der Exposition

Die Bewertung des Ausmaßes der Exposition gegenüber Hand-Arm-Vibrationen erfolgt nach dem Stand der Technik anhand der Berechnung des auf einen Bezugszeitraum von acht Stunden normierten Tagesexpositionswertes A(8); dieser wird ausgedrückt als die Quadratwurzel aus der Summe der Quadrate (Gesamtwert) der Effektivwerte der frequenzbewerteten Beschleunigung in den drei orthogonalen Richtungen a (tief) hwx, a (tief) hwy, a (tief) hwz.

Die Forderung legt fest, dass Vibrationen in allen drei Schwingungsebenen ermittelt und betrachtet werden müssen. Wichtig hierbei ist die quadratische, geometrische Mittelung der drei Ergebnisse. (So erhalten Sie den real vorliegenden Beschleunigungswert).

Die Bewertung des Ausmaßes der Exposition kann mittels einer Schätzung anhand der Herstellerangaben zum Ausmaß der von den verwendeten Arbeitsmitteln verursachten Vibrationen und mittels Beobachtung der spezifischen Arbeitsweisen oder durch Messung vorgenommen werden.

Dieser für den Arbeitgeber wichtige Erleichterungspunkt wurde schon früher angesprochen. Jedoch sollte der Begriff „Schätzung“ nicht zu Nachlässigkeit anregen: In der Gefährdungsbeurteilung ist genau zu dokumentieren, woher die herangezogenen Werte stammen und wie diese im Zusammenhang mit den real vorliegenden („Beobachtung“) Arbeitsweisen korrespondieren.

1.2 Messung

Wie in nahezu allen Fällen, die in Vorschriften und Normen niedergeschrieben sind, sind auch diese Vorgaben eigentlich nichts anderes als logisch.

> Im Falle von Messungen gemäß § 4 Abs. 2
>
> a) können Stichprobenverfahren verwendet werden, wenn sie für die fraglichen Vibrationen, denen der einzelne Beschäftigte ausgesetzt ist, repräsentativ sind; die eingesetzten Verfahren und Vorrichtungen müssen hierbei den besonderen Merkmalen der zu messenden Vibrationen, den Umweltfaktoren und den technischen Merkmalen des Messgeräts angepasst sein;

Dass, wenn ein Betrieb schon konkrete Messungen veranlasst, diese dann auch möglichst exakt und realitätsnah die vorliegenden Bedingungen erfassen sollen, erschließt sich von selbst. Dass Ihnen hierbei Stichproben erlaubt sind, gestattet zwei unterschiedliche Herangehensweisen, wenn im Laufe eines Arbeitstages mit demselben Arbeitsmittel unterschiedlich schwere Arbeiten erledigt werden:

- Sie können jede Arbeitsweise getrennt erfassen und dokumentieren.
- Sie können aber auch repräsentative Messungen vornehmen, die alle Arten von Arbeiten mit einem Arbeitsmittel gemeinsam erfassen.

Im letzteren Fall müssen Sie jedoch die bei schweren Arbeiten auftretenden hohen Messwerte auch auf die weniger schweren Arbeiten beziehen. Es ist also absolut empfehlenswert, möglichst detailgenaue Werte zu ermitteln, da sich nur so bei der Gefährdungsbeurteilung exakt berechnen lässt, welchen Schadwirkungen ein Mitarbeiter wirklich ausgesetzt ist. Alle anderen Herangehensweisen führen immer und unweigerlich zu höheren Werten, die zwar für den Arbeitnehmer günstig, d. h. auf der sicheren Seite sind, für den Arbeitgeber jedoch zumeist Folgekosten der ein oder anderen Art nach sich ziehen.

> b) an Geräten, die beidhändig gehalten oder geführt werden müssen, sind die Messungen an jeder Hand vorzunehmen. Die Exposition wird unter Bezug auf den höheren der beiden Werte ermittelt; der Wert für die andere Hand wird ebenfalls angegeben.

Nicht explizit definiert ist hier, ob es zuerst zu einer quadratischen Mittelung der drei Schwingungsebenen je Hand kommt und dann der Vergleich angestellt wird oder ob jeweils der höhere X-, Y- und Z-Wert beider Hände dann miteinander gemittelt werden soll. Die erstere Variante würde zumindest geringere Ergebnisse liefern, ist aber auch der einzig logische Ansatz.

1.3 Interferenzen

§ 3 Abs. 3 Satz 2 ist insbesondere dann zu berücksichtigen, wenn sich Vibrationen auf das korrekte Handhaben von Bedienungselementen oder das Ablesen von Anzeigen störend auswirken.

Augenscheinlich ist die Überschrift „Interferenzen" im Umfeld von Schall- und anderen Schwingungen etwas ungünstig gewählt. Gemeint ist offenbar die im genannten Satz erwähnte Wechselwirkung mit anderen Tätigkeiten oder Kriterien. Kann z. B. beim Bohren mit einer Schlagbohrmaschine aufgrund der Vibrationen die Drehzahlregelung nur noch unsauber bedient werden, so wäre mit einer Gefährdung durch plötzliches Hochtouren der Maschine zu rechnen.

1.4 Indirekte Gefährdung

§ 3 Abs. 3 Satz 2 ist insbesondere dann zu berücksichtigen, wenn sich Vibrationen auf die Stabilität der Strukturen oder die Festigkeit von Verbindungen nachteilig auswirken.

Werden z. B. beim Einsatz dieser Schlagbohrmaschine Schwingungen auf das Gebäude übertragen, so könnten diese eventuell bei längerem Einsatz Gläser aus einem Regal rütteln oder gar den Zusammenhalt ganzer Steine in der Wand aufbrechen.

1.5 Persönliche Schutzausrüstungen

Persönliche Schutzausrüstungen gegen Hand-Arm-Vibrationen können Teil des Maßnahmenprogramms gemäß § 10 Abs. 4 sein.

Allerdings haben Untersuchungen ergeben, dass derzeit verfügbare Produkte nur höherfrequente Vibrationen dämpfen, wie sie zum Beispiel bei Schleifarbeiten auftreten.

2. Ganzkörper-Vibrationen

2.1 Bewertung der Exposition

Die Bewertung des Ausmaßes der Exposition gegenüber Ganzkörper-Vibrationen erfolgt nach dem Stand der Technik anhand der Berechnung des auf einen Bezugszeitraum von acht Stunden normierten Tages-Vibrationsexpositionswertes A(8); dieser wird ermittelt aus demjenigen korrigierten Effektivwert der frequenzbewerteten Beschleunigung 1,4 awx, 1,4 awy oder awz der drei zueinander orthogonalen Richtungen x, y oder z, bei dem der Zeitraum, der zu einer Überschreitung des Auslösewertes beziehungsweise des Expositionsgrenzwertes führt, am geringsten ist.

Aufgrund der Schreibweise hier schwer erkennbar ist die Multiplikation mit einem Faktor von 1,4 in den Richtungen X und Y. Sieht man dies im Zusammenhang mit den unter § 9 festgelegten Auslöse- und Expositionsgrenzwerten, so ergibt sich folgendes Bild:

- Der Auslösewert ist in den Richtungen X, Y und Z gleich. Er beträgt 0,5 m/s^2.
- Der Expositionsgrenzwert beträgt in X und Y 1,15 m/s^2 und in Z 0,8 m/s^2.
- Somit werden aufgrund der Multiplikation mit 1,4 die Auslösewerte für X und Y wesentlich früher erreicht.
- Die Expositionsgrenzwerte in X und Y jedoch ein wenig später erst als in Z ($0{,}8 \times 1{,}4 = 1{,}12$).

Diese doch eher komplex anmutende Gestaltung resultiert aus der medizinischen Schadwirkung, die die reibend-abnutzenden Bewegungen in X und Y auf die Wirbelsäule haben, verglichen mit der Kompression, die die Wirbel aufgrund von Schwingungen und Stößen in Z erfahren.

Die Bewertung des Ausmaßes der Exposition kann mittels einer Schätzung anhand der Herstellerangaben zum Ausmaß der von den verwendeten Arbeitsmitteln verursachten Vibrationen und mittels Beobachtung der spezifischen Arbeitsweisen oder durch Messung vorgenommen werden.

Siehe Erläuterungen zu Hand-Arm-Vibrationen (HAV).

> 2.2 Messung
>
> Im Falle von Messungen gemäß § 4 Abs. 2 können Stichprobenverfahren verwendet werden, wenn sie für die betreffenden Vibrationen, denen der einzelne Beschäftigte ausgesetzt ist, repräsentativ sind. Die eingesetzten Verfahren müssen den besonderen Merkmalen der zu messenden Vibrationen, den Umweltfaktoren und den technischen Merkmalen des Messgeräts angepasst sein.

Siehe Erläuterungen zu Hand-Arm-Vibrationen (HAV).

> 2.3 Interferenzen
>
> § 3 Abs. 3 Satz 2 ist insbesondere dann zu berücksichtigen, wenn sich Vibrationen auf das korrekte Handhaben von Bedienungselementen oder das Ablesen von Anzeigen störend auswirken.

Es gelten entsprechend die Äußerungen zu Hand-Arm-Vibrationen. Stellen wir uns im schlimmsten Falle vor, dass das Fahren auf unebener Fahrbahn den Fahrer eines Gabelstaplers so sehr beeinflusst, dass ihm sicheres Lenken schwerfällt.

> 2.4 Indirekte Gefährdungen
>
> § 3 Abs. 3 Satz 2 ist insbesondere dann zu berücksichtigen, wenn sich Vibrationen auf die Stabilität der Strukturen oder die Festigkeit von Verbindungen nachteilig auswirken.

Könnte sich beispielsweise bei o. g. Gabelstapler die Verschraubung des Kopfschutzes aufgrund der starken Vibrationen lösen und dieser herabfallen, so wäre dies eine indirekte Gefährdung. Es kann aber auch indirekte Gefährdungen geben, die für Arbeitnehmer in ganz anderen Positionen ein Risiko darstellen. Löst sich z. B. nicht der Kopfschutz, sondern eine Hydraulikleitung und es tropft Öl heraus, so könnten ganz andere Personen darauf ausrutschen.

2.5 Ausdehnungen der Exposition

Wenn die Ausdehnung der beruflichen Exposition über eine Achtstundenschicht hinaus dazu führt, dass Beschäftigte vom Arbeitgeber überwachte Ruheräume benutzen, müssen in diesen die Ganzkörper-Vibrationen auf ein mit dem Zweck und den Nutzungsbedingungen der Räume zu vereinbarendes Niveau gesenkt werden. Fälle höherer Gewalt sind ausgenommen.

Sicherlich gibt es nur wenige, die tatsächlich einmal in die Situation kommen werden, eigens schwingungsgedämpfte Ruheräume bauen zu müssen, weil die Arbeitnehmer auch nach Dienstende weiterhin Schwingungen ausgesetzt sind, da sie den Arbeitsort nicht verlassen können. Es geht hier also um die beruflich bedingte Exposition in der Freizeit, nicht um Überstunden. Denkt man jedoch an Bohrplattformen oder derartige Arbeitsorte, dann wird schnell klar, warum explizit Fälle höherer Gewalt ausgenommen werden.

Teil III

Freizeitlärmrichtlinie 2015

Kommentar der Freizeitlärmrichtlinie 2015

Die Freizeitlärmrichtlinie 2015 ist eine vom Bund/Länder-Arbeitsgemeinschaft Immissionsschutz (LAI) verfasste Richtlinie, welche die Fassung aus dem Jahr 1995 ablöst. Anlass für die Überarbeitung war die Erkenntnis aus dem Verwaltungsvollzug, dass insbesondere bei Veranstaltungen im innerörtlichen Bereich die Immissionsrichtwerte der Freizeitlärmrichtlinie 1995 häufig nicht eingehalten werden können.

Der Text der Bund/Länder-Arbeitsgemeinschaft Immissionsschutz (LAI) wurde von einzelnen Bundesländern in unterschiedlicher Form umgesetzt (Runderlass o. Ä.) und bindet im Regelfall die zuständigen Behörden bei der Ausübung ihres Ermessens in der Verwaltungspraxis.

Direkte Auswirkung auf Dritte hat die Freizeitlärmrichtlinie 2015, im Gegensatz zu Gesetzen und Verordnungen, nicht. Die zuständige Behörde kann jedoch Teile der Freizeitlärmrichtlinie als Auflagen zum Bestandteil von Genehmigungen machen. Diese Auflagen binden dann die Adressaten, zum Beispiel Veranstalter einer Musikveranstaltung.

Daneben wird auch in der Rechtsprechung häufig auf die Freizeitlärmrichtlinie 2015 zurückgegriffen. Hier wird dann häufig von einem „antizipierten (vorweggenommenen) Sachverständigengutachten" gesprochen.

1 Anwendungsbereich

> Freizeitanlagen sind Einrichtungen im Sinne des § 3 Abs. 5 Nrn. l oder 3 BlmSchG, die dazu bestimmt sind, von Personen zur Gestaltung ihrer Freizeit genutzt zu werden.

§ 3 Abs. 5 des *Gesetz zum Schutz vor schädlichen Umwelteinwirkungen durch Luftverunreinigungen, Geräusche, Erschütterungen und ähnliche Vorgänge* (kurz *Bundes-Immissionsschutzgesetz,* abgekürzt *BlmSchG*) lautet wie folgt:

> (5) Anlagen im Sinne dieses Gesetzes sind
>
> 1. Betriebsstätten und sonstige ortsfeste Einrichtungen,
> 2. Maschinen, Geräte und sonstige ortsveränderliche technische Einrichtungen sowie Fahrzeuge, soweit sie nicht der Vorschrift des § 38 unterliegen, und

> 3. Grundstücke, auf denen Stoffe gelagert oder abgelagert oder Arbeiten durchgeführt werden, die Emissionen verursachen können, ausgenommen öffentliche Verkehrswege.

Weiter führt das Kapitel *Anwendungsbereich* aus:

> Grundstücke gehören zu den Freizeitanlagen, wenn sie nicht nur gelegentlich zur Freizeitgestaltung bereitgestellt werden. Dies können auch Grundstücke sein, die sonst z. B. der Sportausübung, dem Flugbetrieb oder dem Straßenverkehr dienen. Die Hinweise in diesem Abschnitt gelten insbesondere für folgende Anlagen:
>
> - Grundstücke, auf denen in Zelten oder im Freien Diskothekenveranstaltungen, Lifemusik-Darbietungen, Rockmusikdarbietungen, Platzkonzerte, regelmäßige Feuerwerke, Volksfeste o. a. stattfinden,
> - Spielhallen,
> - Rummelplätze,
> - Freilichtbühnen,
> - Autokinos,
> - Freizeitparks,
> - Vergnügungsparks,
> - Abenteuer-Spielplätze (Robinson-Spielplätze, Aktiv-Spielplätze),
> - Sonderflächen für Freizeitaktivitäten, z. B. Grillplätze,
> - Badeplätze,
> - Erlebnisbäder, auch soweit sie in Verbindung mit Hallenbädern als Außenanlage betrieben werden,
> - Anlagen für Modellfahrzeuge, Wasserflächen für Schiffsmodelle,
> - Sommerrodelbahnen,
> - Zirkusse,
> - Hundedressurplätze.
>
> Zu den sonstigen Freizeitanlagen im Sinne dieses Abschnittes gehören nicht Sportanlagen und Gaststätten.

Wir haben hier eine bunte Mischung von möglichen Freizeitanlagen. Gemeinsam ist, dass es sich (mit der Ausnahme von *Spielhallen*) nicht oder zumindest nicht nur um Gebäude handelt, sondern um Plätze für Freizeitaktivitäten unter freiem Himmel oder in Zelten. Gerade bei Freizeit- und Vergnügungsparks sowie den Erlebnisbädern kann ein Teil der Aktivitäten in Gebäuden stattfinden, ein wesentlicher Anteil wird – gerade unter den Gesichtspunkten der Lärm-Emission – außerhalb von Gebäuden und damit ohne die lärmdämmende Wirkung einer Gebäudewand stattfinden.

Die Abgrenzung (zum Beispiel zwischen *Livemusik-Darbietungen* und *Rockmusikdarbietungen* oder zwischen *Freizeitparks* und *Vergnügungsparks*) mag im Einzelfall schwierig sein, es kommt aber hier auch gar nicht darauf an.

Die Hinweise gelten auch nicht für Kinderspielplätze, die die Wohnnutzung in dem betroffenen Gebiet ergänzen; die mit ihrer Nutzung unvermeidbar verbundenen Geräusche sind sozialadäquat und müssen deshalb von den Nachbarn hingenommen werden.

Erst dann, wenn es sich nicht mehr um die üblichen Kinderspielplätze handelt, sondern die Anlagen die Qualität von *Abenteuer-Spielplätzen (Robinson-Spielplätze, Aktiv-Spielplätze)*, von *Freizeitparks*, *Vergnügungsparks*, *Rummelplätzen* oder *Sonderflächen für Freizeitaktivitäten* erreichen, fallen sie unter der Freizeitlärmrichtlinie.

Durch menschliches Verhalten hervorgerufene, dem Anlagenbetrieb nicht zurechenbare Geräuschereignisse (Freizeitbetätigungen im Wohnbereich und in der freien Natur, z. B. Partys, Musikspielen) sind nicht nach diesen Hinweisen, sondern nach den verhaltensbezogenen Lärmbekämpfungsvorschriften der Länder und Gemeinden zu beurteilen.

Um die verhaltensbezogenen Lärmbekämpfungsvorschriften der Länder zu suchen, kann man im Internet nach dem Landes-Immissionsschutzgesetz suchen, kombiniert mit dem Namen oder der Abkürzung des jeweiligen Bundeslandes.

Außerdem ist § 117 OWiG zu beachten; danach handelt ordnungswidrig, wer ohne berechtigten Anlass oder in einem unzulässigen oder nach den Umständen vermeidbaren Ausmaß Lärm verursacht, der geeignet ist, die Allgemeinheit oder die Nachbarschaft erheblich zu belästigen oder die Gesundheit eines anderen zu schädigen.

§ 117 des *Gesetz über Ordnungswidrigkeiten* (OwiG) ist wie folgt gefasst:

> **§ 117 Unzulässiger Lärm**
>
> (1) Ordnungswidrig handelt, wer ohne berechtigten Anlaß oder in einem unzulässigen oder nach den Umständen vermeidbaren Ausmaß Lärm erregt, der geeignet ist, die Allgemeinheit oder die Nachbarschaft erheblich zu belästigen oder die Gesundheit eines anderen zu schädigen.
>
> (2) Die Ordnungswidrigkeit kann mit einer Geldbuße bis zu fünftausend Euro geahndet werden, wenn die Handlung nicht nach anderen Vorschriften geahndet werden kann.

2 Immissionsschutzrechtliche Grundsätze

Für Freizeitanlagen (nicht genehmigungsbedürftige Anlagen) gilt die allgemeine Grundpflicht aus § 22 Abs. I BImSchG; danach sind schädliche Umwelteinwirkungen zu vermeiden oder zu vermindern, soweit dies nach dem Stand der Technik möglich ist; unvermeidbare schädliche Umwelteinwirkungen sind auf ein Mindestmaß zu beschränken. Die Beachtung dieser Pflicht kann im Baugenehmigungsverfahren und durch Anordnungen nach § 24 BImSchG durchgesetzt werden.

Das Bundes-Immissionsschutzgesetz unterscheidet zwischen *Genehmigungsbedürftige Anlagen* (Erster Abschnitt) und *Nicht genehmigungsbedürftige Anlagen* (Zweiter Abschnitt). Das Bedürfnis einer Genehmigung wird in § 4 BImSchG geregelt:

> (1) Die Errichtung und der Betrieb von Anlagen, die auf Grund ihrer Beschaffenheit oder ihres Betriebs in besonderem Maße geeignet sind, schädliche Umwelteinwirkungen hervorzurufen oder in anderer Weise die Allgemeinheit oder die Nachbarschaft zu gefährden, erheblich zu benachteiligen oder erheblich zu belästigen, sowie von ortsfesten Abfallentsorgungsanlagen zur Lagerung oder Behandlung von Abfällen bedürfen einer Genehmigung.

Hier unterstellt die Freizeitlärmrichtlinie, dass Freizeitanlagen nicht in einem derartigen Maße schädliche Umwelteinwirkungen hervorrufen, dass sie eines immissionsrechtlichen Genehmigungsverfahrens bedürfen. Das schließt nicht aus, dass andere Genehmigungen erforderlich sein können.

§ 22 Bundes-Immissionsschutzgesetz führt bezüglich der *Pflichten der Betreiber nicht genehmigungsbedürftiger Anlagen* aus:

> (1) Nicht genehmigungsbedürftige Anlagen sind so zu errichten und zu betreiben, dass
>
> 1. schädliche Umwelteinwirkungen verhindert werden, die nach dem Stand der Technik vermeidbar sind,
> 2. nach dem Stand der Technik unvermeidbare schädliche Umwelteinwirkungen auf ein Mindestmaß beschränkt werden und
> 3. die beim Betrieb der Anlagen entstehenden Abfälle ordnungsgemäß beseitigt werden können.
>
> ...
>
> (1a) Geräuscheinwirkungen, die von Kindertageseinrichtungen, Kinderspielplätzen und ähnlichen Einrichtungen wie beispielsweise Ballspielplätzen durch Kinder hervorgerufen werden, sind im Regelfall keine schädliche Umwelteinwirkung. Bei der Beurteilung der Geräuscheinwirkungen dürfen Immissionsgrenz- und -richtwerte nicht herangezogen werden.

§ 24 BImSchG regelt die *Anordnungen im Einzelfall*:

> Die zuständige Behörde kann im Einzelfall die zur Durchführung des § 22 und der auf dieses Gesetz gestützten Rechtsverordnungen erforderlichen Anordnungen treffen. Kann das Ziel der Anordnung auch durch eine Maßnahme zum Zwecke des Arbeitsschutzes erreicht werden, soll diese angeordnet werden.

Weiter in den Immissionsschutzrechtlichen Grundsätzen:

> Schädliche Umwelteinwirkungen liegen dann vor, wenn die Nachbarschaft oder die Allgemeinheit erheblich belästigt werden. Die Erheblichkeit einer Lärmbelästigung hängt nicht nur von der Lautstärke der Geräusche ab, sondern auch wesentlich von der Nutzung des Gebietes, auf das sie einwirken, von der Art der Geräusche und der Geräuschquellen sowie dem Zeitpunkt (Tageszeit) oder der Zeitdauer der Einwirkungen. Auch die Einstellung der Betroffenen zu der Geräuschquelle kann für den Grad der Belästigung von Bedeutung sein. Bei der Beurteilung ist nicht auf eine mehr oder weniger empfindliche individuelle Person, sondern auf die Einstellung eines verständigen, durchschnittlich empfindlichen Mitbürgers abzustellen.

Die zuständige Behörde agiert häufig im Spannungsfeld zwischen den Interessen der Nutzer der Freizeitanlage und den sicher auch nicht unberechtigten Interessen nach Ruhe der Anwohner. Als Maßstab für diese Interessensabwägung ist hier die *Einstellung eines verständigen, durchschnittlich empfindlichen Mitbürgers* vorgesehen – ein Rechtsbegriff, der sicher ähnlich auslegungsbedürftig ist wie *Erheblichkeit einer Lärmbelästigung*. Konkretisiert werden diese Begriffe durch die *Immissionsrichtwerte „Außen“* im Abschnitt 4.1 der Richtlinie.

Von Bedeutung für die Beurteilung der Geräusche von Freizeitanlagen ist die Schutzbedürftigkeit der Nutzungen in den diesen Anlagen benachbarten Gebieten. Bei der Zuordnung der für die Beurteilung maßgebenden Immissionsrichtwerte zu den Gebieten im Einwirkungsbereich der Anlage ist grundsätzlich vom Bebauungsplan auszugehen. Weicht die tatsächliche bauliche Nutzung im Einwirkungsbereich der Anlage erheblich von der im Bebauungsplan festgesetzten baulichen Nutzung ab, so ist von der tatsächlichen baulichen Nutzung unter Berücksichtigung der vorgesehenen Entwicklung des Gebietes auszugehen. Ist ein Bebauungsplan nicht aufgestellt, so ist die tatsächliche bauliche Nutzung zugrunde zu legen; eine voraussehbare Änderung der baulichen Nutzung ist zu berücksichtigen.

Der Begriff der *benachbarten Gebiete* ist nicht auf die unmittelbar angrenzenden Grundstücke begrenzt, da sich Lärm über ein größeres Gebiet ausbreiten kann. Bei der *vorgesehenen Entwicklung des Gebietes* dürfte es sich häufig um die Entwicklung eines Gewerbe- oder Industriegebiets hin zu einem Wohngebiet handeln (Umnutzung von Industrie- und Gewerbebrachflächen). Hier soll die handelnde Behörde schon die künftige Entwicklung berücksichtigen und keine Freizeitanlagen mehr ansiedeln, welche bei der künftigen Entwicklung für die dann dort bestehenden Gebiete eine zu hohe Lärm-Immission haben.

Liegen aufgrund baulicher Entwicklungen in der Vergangenheit Wohngebiete und Freizeitanlagen eng zusammen, kann eine besondere Pflicht zur gegenseitigen Rücksichtnahme bestehen. Sofern an störenden Anlagen alle verhältnismäßigen Emissionsminderungsmaßnahmen durchgeführt sind, kann die Pflicht zur gegenseitigen Rücksichtnahme dazu führen, dass die Bewohner mehr an Geräuschen hinnehmen müssen als die Bewohner von gleichartig genutzten Gebieten, die fernab derartiger Anlagen liegen. Die im Einzelfall noch hinzunehmende Geräuscheinwirkung hängt von der Schutzbedürftigkeit der Bewohner des Gebietes und den tatsächlich nicht weiter zu vermindernden Geräuschemissionen ab. Die zu duldenden Geräuscheinwirkungen sollen die Immissionsrichtwerte unterschreiten, die für die Gebietsart mit dem nächst niedrigeren Schutzanspruch gelten.

Hier wird ein eingeschränkter Bestandsschutz für bestehende Freizeitanlagen eingeführt, die nahe von Wohngebieten errichtet worden sind. Haben wir zum Beispiel ein Gebiet der Gebietsart c) (Kerngebiete, Dorfgebiete und Mischgebiete), wofür die *Immissionsrichtwerte „Außen"* bei 45 / 55 / 60 dB liegen, so sollen die Immissionen dann unter den Richtwerten für die Gebietsart b) (Gewerbegebiete) liegen, die bei 50 / 60 / 65 dB liegen.

Da die Richtlinie hier *soll* statt *muss* formuliert, können die Behörden und gegebenenfalls die angerufenen Gerichte dann auch höhere Immissionen zulassen, werden dies aber besonders begründen müssen.

Soweit die Einhaltung der Grundpflicht nach § 22 Abs. I BImSchG nicht durch Nebenbestimmungen zur Baugenehmigung sichergestellt ist, kann sie durch Anordnungen nach § 24 BImSchG durchgesetzt werden. Als Gegenstand von Anordnungen kommen technische Schutzmaßnahmen (vgl. Nr. 5) sowie zeitliche Beschränkungen des Betriebs in Betracht. Technische Schutzmaßnahmen und zeitliche Beschränkungen können ganz oder teilweise entbehrlich sein, wenn der Betreiber der Anlage verpflichtet ist, den Benutzern ein geräuscharmes Verhalten vorzuschreiben, und wenn er in der Lage ist, die Einhaltung seiner Vorschriften zu überwachen und Verstöße abzustellen.

Nicht jede Freizeitanlage durchläuft ein Baugenehmigungsverfahren und kann damit Auflagen als Nebenbestimmungen zur Baugenehmigung erhalten. In einem solchen Fall kann auf § 24 BImSchG (*Anordnungen im Einzelfall*) zurückgegriffen werden. Die zeitliche Beschränkung des Betriebs wird insbesondere die Nachtruhe der Anwohner zu schützen versuchen.

Als technische Schutzmaßnahmen kommen insbesondere Begrenzer, sogenannte *Limiter* in Betracht. Diese verhindern, dass die angeschlossene Lautsprecheranlage den eingestellten Pegel überschreitet. Üblicherweise beinhalten entsprechende Auflagen, einen solchen Limiter von einer Fachfirma einstellen zu lassen, die mit vergleichenden Messungen dafür sorgt, dass der Limiter auf einen Wert eingestellt wird, der im Regelfall nicht zu einer Überschreitung der Immissionsrichtwerte führt. (Es ist dabei zu berücksichtigen, dass die Schallausbreitung von der Witterung abhängig ist und in seltenen Einzelfällen trotz korrekt eingestelltem Limiter geringfügige Überschreitungen vorkommen können.) Der Limiter wird anschließend von der Fachfirma verplombt oder versiegelt. (Beide Maßnahmen sind grundsätzlich gleichwertig, sofern Siegel verwendet werden, die ein Lösen deutlich anzeigen; der zu verwendende Maßnahme hängt vom verwendeten Limiter ab.)

Handelsübliche Limiter verringern in hohem Maße die Dynamik der wiedergegebenen Musik und sind somit nicht gerne in der Signalkette gesehen. Hier besteht die Möglichkeit, den Betreiber zu einer Eigenüberwachung zu verpflichten. Sofern das funktioniert, besteht keine Veranlassung, auf einen Limiter zu bestehen. Für diese Eigenüberwachung werden gerne Messanlagen zur Messung nach DIN 15905-5 herangezogen, da diese üblicherweise gleich Messprotokolle erstellen. Daneben wird en passant auch gleich die erforderliche Messung nach DIN 15905-5 erledigt. Ob die Behörde verlangt, dass ihr generell alle Messprotokolle eingereicht werden, oder ob sie die Protokolle nur dann anfordert, wenn Beschwerden der Anwohner eingegangen sind, wird vom Einzelfall abhängen. Die Formulierung *und wenn er in der Lage ist ... und Verstöße abzustellen* deutet darauf hin, dass gelegentliche Überschreitungen des zulässigen Pegels hingenommen werden können, wenn zu erkennen ist, dass der Betreiber solches Verhalten dann zeitnah abstellt.

Eine Stilllegung von Anlagen kommt nach § 25 Abs. 2 BlmSchG nur in Betracht, wenn ihr Betrieb zu Gefahren für Leben, Gesundheit oder bedeutende Sachwerte führt. Diese Voraussetzung dürfte bei Freizeitanlagen in der Regel nicht gegeben sein.

> § 25 des BlmSchG regelt die *Untersagung* des Betriebs:
>
> (1) Kommt der Betreiber einer Anlage einer vollziehbaren behördlichen Anordnung nach § 24 Satz 1 nicht nach, so kann die zuständige Behörde den Betrieb der Anlage ganz oder teilweise bis zur Erfüllung der Anordnung untersagen.
>
> ...
>
> (2) Wenn die von einer Anlage hervorgerufenen schädlichen Umwelteinwirkungen das Leben oder die Gesundheit von Menschen oder bedeutende Sachwerte gefährden, soll die zuständige Behörde die Errichtung oder den Betrieb der Anlage ganz oder teilweise untersagen, soweit die Allgemeinheit oder die Nachbarschaft nicht auf andere Weise ausreichend geschützt werden kann.

Hier führt nun die Freizeitlärmrichtlinie 2015 aus, dass eine Untersagung nach Absatz (2) in der Regel nicht möglich ist, weil ein so hohes Gefährdungspotenzial nicht gegeben sein dürfte. Anders sieht es aus, wenn der Betreiber einer vollziehbaren behördlichen Anordnung nicht nachkommt (z.B. kein Limiter, keine Eigenüberwachung, Überschreitung der zugelassenen Betriebszeiten). Hier wäre eine Untersagung nach Absatz (1) möglich und häufig auch sachgerecht.

Weiter in den immissionsschutzrechtlichen Grundsätzen:

> Neben dem Immissionsschutzrecht hat vor allem das Planungsrecht die Aufgabe, Konflikte, die durch Emissionen von Freizeitanlagen entstehen können, zu vermeiden. Vor einer Genehmigung von Freizeitanlagen (auch von Nutzungserweiterungen oder -änderungen bestehender Anlagen) ist deshalb zu prüfen, ob sie nach dem Bauplanungsrecht an einem bestimmten Standort zulässig sind. Von der auf immissionsschutzrechtliche Bestimmungen gestützten Forderung kostspieliger technischer Schutzmaßnahmen ist abzusehen, wenn die Genehmigungsfähigkeit nach dem Bauplanungsrecht nicht herbeigeführt werden kann.

Lärmschutzmaßnahmen können sehr teuer werden, sind aber häufig nicht ausreichend, um die Immissionswerte unter die Richtwerte zu bekommen. Klassische Lärmschutzmaßnahmen (dicke, schwere Wände) scheiden üblicherweise schon deswegen aus, weil die Freizeitanlagen laut Anwendungsbereich üblicherweise im Freien oder in Zelten liegen. Hier wird nun der Behörde aufgegeben, vor einer Forderung nach Schutzmaßnahmen erst mal zu prüfen, ob das Vorhaben am gewählten Standort überhaupt eine Chance auf Genehmigung hat. Eine mögliche Maßnahme könnte ein Lärmschutzgutachten oder zumindest eine einfache Lärmprognoserechnung sein.

3 Ermittlung und Beurteilung der von Freizeitanlagen ausgehenden Geräusche

Da Lärm subjektiv unterschiedlich empfunden wird, ist die Immissionsbelastung durch Messung des Schalldruckpegels zu objektivieren.

Bei der Ermittlung der durch Freizeitanlagen verursachten Geräuschimmissionen kann auf die allgemein anerkannten akustischen Grundregeln, wie sie in der TA Lärm und der Sportanlagenlärmschutzverordnung (18. BImSchV) festgehalten sind, zurückgegriffen werden. Der Messort ist entsprechend den schutzwürdigen Nutzungen in der Nachbarschaft der Anlage auszuwählen. Dabei sollen die Regelungen der Nr. 1.2 in Verbindung der Nr. 3.2.2.1 des Anhangs der 18. BImSchV herangezogen werden.

Die Sportanlagenlärmschutzverordnung (18. BImSchV) fasst die Bestimmungen zum Messort detaillierter als die TA Lärm und führt im Anhang 1 dazu aus:

> 1.2 Maßgeblicher Immissionsort
>
> Der für die Beurteilung maßgebliche Immissionsort liegt
>
> bei bebauten Flächen 0,5 m außerhalb, etwa vor der Mitte des geöffneten, vom Geräusch am stärksten betroffenen Fensters eines zum dauernden Aufenthalt von Menschen bestimmten Raumes einer Wohnung, eines Krankenhauses, einer Pflegeanstalt oder einer anderen ähnlich schutzbedürftigen Einrichtung;
>
> bei unbebauten Flächen, die aber mit zum Aufenthalt von Menschen bestimmten Gebäuden bebaut werden dürfen, an dem am stärksten betroffenen Rand der Fläche, wo nach dem Bau- und Planungsrecht Gebäude mit zu schützenden Räumen erstellt werden dürfen;
>
> bei mit der Anlage baulich, aber nicht betrieblich verbundenen Wohnungen in dem am stärksten betroffenen, nicht nur dem vorübergehenden Aufenthalt dienenden Raum.
>
> Einzelheiten hierzu sind in Nr. 3.2.2.1 geregelt.

3.2.2.1 Ort der Messungen

Der Ort der Messungen ist entsprechend Nr. 1.2 zu wählen. Ergänzend gilt:

a) Bei bebauten Flächen kann abweichend von den Bestimmungen in Nr. 1.2 Buchstabe a das Mikrofon an einem geeigneten Ersatzmeßpunkt (z. B. in einer Baulücke neben dem betroffenen Gebäude) möglichst in Höhe des am stärksten betroffenen Fensters aufgestellt werden, insbesondere wenn der Bewohner nicht informiert oder nicht gestört werden soll.

b) Bei unbebauten Flächen ist in mindestens 3 m Höhe über dem Erdboden zu messen. Besondere Gründe bei der nach Nr. 1.2 erforderlichen Auswahl des am stärksten betroffenen Randes der Fläche (z. B. Abschattung durch Mauern, Hanglage, geplante hohe Wohngebäude) sind im Meßprotokoll anzugeben.

c) Sind Messungen in Wohnungen durchzuführen, die mit der zu beurteilenden Anlage baulich, aber nicht betrieblich verbunden sind, ist in den Räumen bei geschlossenen Türen und Fenstern und bei üblicher Raumausstattung mindestens 0,4 m von den Begrenzungsflächen entfernt zu messen. Die Messung ist an mehreren Stellen im Raum, in der Regel an den bevorzugten Aufenthaltsplätzen, durchzuführen, und die gemessenen Mittelungspegel sind entsprechend Gleichung (7) in Nr. 3.2.2.2 energetisch zu mitteln.

Der Hinweis, dass der Messort entsprechend den schutzwürdigen Nutzungen in der Nachbarschaft auszuwählen ist, ist dahingehend zu verstehen, dass der Messort an einem weniger belasteten Ort gewählt werden kann, wenn am stärker belasteten Ort die Schutzwürdigkeit zu verneinen ist. So könnte zum Beispiel bei einer Veranstaltung am Wochenende in der Nacht das näher zum Veranstaltungsort gelegene Bürogebäude nicht schutzwürdig sein, wenn es augenscheinlich zu dieser Uhrzeit nicht genutzt wird. (Die Nutzung stellt man in der Praxis üblicherweise dadurch fest, dass man schaut, ob da am Abend hinter den Fenstern Licht ist.)

Weiter mit Abschnitt 3 der Freizeitlärm-Richtlinie:

> Bei der Ermittlung des Beurteilungspegels L_r ist grundsätzlich vom Mittelungspegel L_{Aeqi} gemäß Gleichung
>
> $$L_r = 10 \lg (1/T \Sigma (T_i 10^{0,1 (LAeqi + Kli + Kri)}) \text{ dB (A)}$$
>
> auszugehen. Bei der Berücksichtigung
>
> – der Impulshaltigkeit und/oder der auffälligen Pegeländerungen,
> – der Ton- und der Informationshaltigkeit sowie
> – des Schutzanspruchs während der ruhebedürftigen Zeiten sowie der Sonn- und Feiertage
>
> gilt folgendes:

Der Beurteilungspegel wird über energetische Mittelung der unterschiedlichen Teilzeiten beziehungsweise Stichprobenmessungen gebildet. Zu den einzelnen A-bewerteten energieäquivalenten Mittelungspegel L_{Aeqi} werden zwei Zuschläge addiert: der Impulszuschlag und der Zuschlag für Ton- und Informationshaltigkeit.

Im Gegensatz zur TA Lärm gibt es keine meteorologische Korrektur. Auch den Zuschlag für Tageszeiten mit erhöhter Empfindlichkeit gibt es nicht, dafür gibt es für die entsprechenden Tageszeiten andere (strengere) Immissionsrichtwerte.

(Am Rande: Die Angabe dB (A) ist so nicht korrekt, da die Frequenzbewertung zur messenden Größe (also L_{Aeqi}) und nicht zur Einheit (dB) gehört.)

3.1 Zuschlag K für Impulshaltigkeit und/oder auffällige Pegeländerungen

Enthält das zu beurteilende Geräusch Impulse und/oder auffällige Pegeländerungen, ist dem Mittelungspegel ein Zuschlag für die Zeit, während der die Impulse und/oder auffällige Pegeländerungen auftreten, hinzuzurechnen. Unter impulsartigen Geräuschen und/oder Geräuschen mit auffälligen Pegeländerungen sind Geräusche zu verstehen, deren Pegel nach dem subjektiven Eindruck schnell über den mittleren Pegel des Geräusches ansteigt und bei denen diese Pegelerhöhungen von kurzer Dauer sind. Als Impulszuschlag gilt die Differenz zwischen dem Mittelungspegel L_{Aeqi} und dem Wirkpegel nach dem Taktmaximalverfahren L_{AFTeqi}

$$K_{Ii} = L_{AFTeqi} - L_{Aeqi}$$

Der Impulszuschlag wird in Übereinstimmung mit der TA Lärm und den übrigen Regelungswerken gebildet. Professionelle Schallpegelmesser können den L_{AFTeqi} oder gleich den Zuschlag ermitteln.

(Am Rande: Setzt man die Formel für den Impulszuschlag in die Formel für den Beurteilungspegel ein, so stellt man fest, dass sich L_{Aeqi} herauskürzt, der Beurteilungspegel hängt rein am L_{AFTeqi}, zuzüglich Zuschlag für Tonhaltigkeit und Informationsgehalt. Für das Protokoll muss L_{Aeqi} dennoch erfasst werden.)

Für die von Freizeitanlagen hervorgerufenen Geräusche (z. B. auch für Musik) ist im Allgemeinen ein Impulszuschlag erforderlich.

Wenn bei einer Prognoseberechnung vom Schallleistungspegel ausgegangen wird, ist der Zuschlag für die Impulshaltigkeit und/oder auffällige Pegeländerungen nach Erfahrungswerten zu bestimmen.

Bei den meisten Musikveranstaltungen liegt der Impulszuschlag in der Größenordnung von 5 dB.

3.2 Zuschlag K_r für Tonhaltigkeit und Informationshaltigkeit

Wenn sich aus dem Geräusch von Freizeitanlagen ein Einzelton heraushebt, ist ein Tonzuschlag K_{Ton} von 3 dB(A) oder 6 dB(A) zu dem Mittelungspegel für die Zeit, während der der Ton auftritt, hinzuzurechnen. Der Zuschlag von 6 dB (A) ist nur bei besonderer Auffälligkeit des Tons zu wählen.

Ein Ton ist in diesem Zusammenhang eine einzelne Frequenz. Ein solcher Ton kann zum Beispiel ein auffälliges Lüftergeräusch sein. Im Bereich des Freizeitlärms hat man üblicherweise eher Informationshaltigkeit als Tonhaltigkeit.

Wegen der erhöhten Belästigung beim Mithören ungewünschter Informationen ist je nach Auffälligkeit ein Informationszuschlag K_{Inf} von 3 dB (A) oder 6 dB(A) zu berücksichtigen. Dieser Zuschlag ist dem Mittelungspegel hinzuzurechnen, der für den Zeitraum ermittelt wird, in dem das informationshaltige Geräusch auftritt. Der Zuschlag von 6 dB (A) ist nur bei besonders hohem Informationsgehalt (z. B. laute und gut verständliche Lautsprecherdurchsagen, deutlich hörbare Musikwiedergaben) zu wählen.

Die hier genannten Zuschläge sind so zusammenzufassen, dass der Gesamtzuschlag auf max. 6 dB (A) begrenzt bleibt.

$$K_{ri} = K_{Toni} + K_{Infi} \leq 6 \text{ dB (A)}$$

Freizeitlärm besteht häufig vor allem aus Musik. Hier wird man den Zuschlag K_r üblicherweise nach den folgenden Kriterien bilden:

- Die Musik ist wegen des Abstands und/oder Fremdgeräuschen nicht zu hören oder eher zu erahnen als zu hören: $K_r = 0$ dB.
- Die Musik ist eher im Hintergrund zu hören, oder es besteht eine Mischbelastung von Musik und Fremdgeräuschen (z. B. Straßenverkehrslärm): $K_r = 3$ dB.
- Die Musik ist deutlich zu hören und überwiegt immer oder zumindest fast immer Fremdgeräusche: $K_r = 6$ dB.

Analog können die Kriterien bei Sprachwiedergabe gebildet werden. Sofern eine Belastung von mehreren Stimmen auftritt (zum Beispiel bei Freizeitparks oder Abenteuer-Spielplätzen), so dürfte durch die Gleichzeitigkeit in der meisten Zeit keine Sprachverständlichkeit und damit kein Informationsgehalt gegeben sein, auch wenn man immer mal wieder einzelne Sätze oder Satzteile verstehen kann. Für eine solche Situation wird man üblicherweise keinen K_r berücksichtigen.

Die Abkürzung K_r ist etwas unglücklich gewählt. Nicht nur, dass TA Lärm und die Sportanlagenlärmschutzverordnung den entsprechenden Zuschlag K_T beziehungsweise K_{Ton} abkürzen, in der TA Lärm ist K_r auch für den Zuschlag für Tageszeiten mit erhöhter Empfindlichkeit („Ruhezeiten“) vorgesehen. Dies führt bei Praktikern ab und an zu Verwirrung.

(Am Rande: Die Angabe dB (A) ist so nicht korrekt, da die Frequenzbewertung zur messenden Größe (also L_{Aeqi}) und nicht zur Einheit (dB) gehört. Zudem hat dieser Zuschlag nicht mit einer Frequenzbewertung zu tun.)

3.3 Schutz ruhebedürftiger Zeiten und der Sonn- und Feiertage

Der Schutz der ruhebedürftigen Zeiten und der Sonn- und Feiertage wird durch die in Nr. 4.1 für Ruhezeiten und Sonn- und Feiertage genannten niedrigeren Immissionsrichtwerte berücksichtigt. Ein Zuschlag für Ruhezeiten kommt daher nicht in Betracht.

3.4 Beurteilungszeiten

An Werktagen gilt für Geräuscheinwirkungen

- tags außerhalb der Ruhezeiten (8 bis 20 Uhr) eine Beurteilungszeit von 12 Stunden,
- tags während der Ruhezeiten (6 bis 8 Uhr und 20 bis 22 Uhr) jeweils eine Beurteilungszeit von 2 Stunden
- nachts (22 bis 6 Uhr) eine Beurteilungszeit von 1 Stunde (ungünstigste volle Stunde).

An Sonn- und Feiertagen gilt für

Geräuscheinwirkungen

- tags von 9 bis 13 Uhr und 15 bis 20 Uhr eine Beurteilungszeit von 9 Stunden,
- tags von 7 bis 9 Uhr, 13 bis 15 Uhr und 20 bis 22 Uhr jeweils eine Beurteilungszeit von 2 Stunden,
- nachts (0 bis 7 Uhr und 22 bis 24 Uhr) eine Beurteilungszeit von 1 Stunde (ungünstigste volle Stunde).

Im Unterschied zur TA Lärm (dort aber nur in den Gebieten d) bis f)) gibt es keinen Zuschlag für Tageszeiten mit erhöhter Empfindlichkeit („Ruhezeiten“), dafür gibt es in den Ruhezeiten strengere Immissionsrichtwerte. Während bei der TA Lärm dann tagsüber über 16 Stunden gemittelt wird, sind hier die Mittelungszeiten kürzer. In der Nacht wird – ebenso wie in der TA Lärm – die lauteste Nachtstunde zum Gegenstand der Beurteilung genommen.

An Werktagen in Wohngebieten wird es in den meisten Fällen nicht viel Unterschied machen, ob eine Beurteilung nach TA Lärm oder nach Freizeitlärmrichtlinie durchgeführt wird. Es gibt jedoch den Sonderfall der kurzen Open-Air-Konzerte am Abend (zum Beispiel zwischen 19:00 und 22:00 Uhr). Nach TA Lärm ist hier zwar zwischen 20:00 und 22:00 Uhr ein Zuschlag von 6 dB anzusetzen, dafür kann über 16 Stunden gemittelt werden, was zu einem entsprechend niedrigeren Beurteilungspegel führt. Nach Freizeitlärmrichtlinie kann jedoch zwischen 20:00 und 22:00 Uhr lediglich über 2 Stunden gemittelt werden.

Eine generelle Verschärfung gegenüber der TA Lärm liegt an Sonn- und Feiertagen tagsüber vor.

4 Immissionsschutzrechtliche Bewertung

Die nachfolgenden Immissionsrichtwerte markieren die Schwelle, oberhalb der in der Regel mit erheblichen Belästigungen zu rechnen ist.

Es handelt sich um keine Grenzwerte, die nicht überschritten werden dürfen, wie wir unter *4.4 Sonderfallbeurteilung* noch sehen werden. Vielmehr sind die Beurteilungspegel unter und bis zu diesen Werten von den Anwohnern hinzunehmen. Die Freizeitlärmrichtlinie räumt der zuständigen Behörde zwar Spielräume ein, bei vorliegenden Voraussetzungen höhere Pegel zuzulassen. Der umgekehrte Fall, also konkrete Kriterien, bei deren Vorliegen Freizeitanlagen leiser sein müssen als von den Immissionsrichtwerten vorgesehen, ist dagegen in der Freizeitlärmrichtlinie nicht zu finden. (Allerdings sind noch die immissionsschutzrechtlichen Grundsätze nach Abschnitt 2 zu beachten.)

4.1 Immissionsrichtwerte „Außen“

Die Immissionsrichtwerte „Außen“ betragen für Immissionsorte außerhalb von Gebäuden

a) in Industriegebieten

tags an Werktagen außerhalb der Ruhezeit	70 dB (A)
tags an Werktagen innerhalb der Ruhezeit und an Sonn- und Feiertagen	70 dB (A)
nachts	70 dB (A)

b) in Gewerbegebieten

tags an Werktagen außerhalb der Ruhezeit	65 dB (A)
tags an Werktagen innerhalb der Ruhezeit und an Sonn- und Feiertagen	60 dB (A)
nachts	50 dB (A)

c) in Kerngebieten, Dorfgebieten und Mischgebieten

tags an Werktagen außerhalb der Ruhezeit	60 dB (A)
tags an Werktagen innerhalb der Ruhezeit und an Sonn- und Feiertagen	55 dB (A)
nachts	45 dB (A)

d) in allgemeinen Wohngebieten und Kleinsiedlungsgebieten

tags an Werktagen außerhalb der Ruhezeit	55 dB (A)
tags an Werktagen innerhalb der Ruhezeit und an Sonn- und Feiertagen	50 dB (A)
nachts	40 dB (A)

e) in reinen Wohngebieten

tags an Werktagen außerhalb der Ruhezeit	50 dB (A)
tags an Werktagen innerhalb der Ruhezeit und an Sonn- und Feiertagen	45 dB (A)
nachts	35 dB (A)

f) in Kurgebieten, für Krankenhäuser und Pflegeanstalten
tags an Werktagen außerhalb der Ruhezeit 45 dB (A)
tags an Werktagen innerhalb der Ruhezeit
und an Sonn- und Feiertagen 45 dB (A)
nachts 35 dB (A)

Da es sich um Immissions- und nicht um Emissionsrichtwerte handelt, ist die baurechtliche Gebietsausweisung der jeweiligen Anwohner und nicht die der Freizeitanlage maßgeblich.

Die Richtwerte entsprechen weitgehend der TA Lärm, mit dem großen Unterschied, dass tagsüber an Sonn- und Feiertagen außerhalb der Ruhezeiten – mit Ausnahme der Gebiete a) und f) – 5 dB strengere Werte gelten; zudem gibt es den Zuschlag für Tageszeiten mit erhöhter Empfindlichkeit in der TA Lärm nur für die Gebiete d) bis f). Die in 3.4 gemachten Unterscheidungen zwischen den Ruhe- und Nicht-Ruhe-Zeiten haben lediglich eine Auswirkung auf die Beurteilungszeiten (Mittelungszeiten).

4.2 Immissionswerte „Innen“

Bei Geräuschübertragung innerhalb von Gebäuden und bei Körperschallübertragung betragen die Richtwerte für Wohnräume unabhängig von der Lage des Gebäudes in einem der oben genannten Gebiete:

- tags 35 dB (A)
- nachts 25 dB (A).

Zu beachten ist, dass hier nur Wohn-, jedoch keine Gewerberäume geschützt werden. Die deutlich geringeren Werte sind vor dem Hintergrund zu betrachten, dass die Immissionsrichtwerte „außen“ außerhalb des Gebäudes gemessen werden. Hier hat der Anwohner die Chance, durch Schließen des Fensters die Immission zu reduzieren. Diese Chance besteht bei Geräuschübertragung innerhalb von Gebäuden und bei Körperschallübertragung nicht.

Dass die Überschrift von *Immissionswerten* statt von *Immissions**richt**werten* spricht, dürfte ein redaktionelles Versehen sein, dem keine Bedeutung beizumessen ist, zumal im Abschnitt selbst und in 4.3 von Richtwerten „Innen“ gesprochen wird.

4.3 Maximalpegel

Einzelne Geräuschspitzen sollen die Immissionsrichtwerte „Außen" tags um nicht mehr als 30 dB (A) sowie nachts um nicht mehr als 20 dB (A) überschreiten. Ferner sollen einzelne Geräuschspitzen die Immissionsrichtwerte „Innen" um nicht mehr als 10 dB (A) überschreiten.

Dass die Überschrift von einem *Maximalpegel*, der Text jedoch von *Geräuschspitzen* spricht, mag die Frage aufwerfen, ob denn L_{max} oder L_{peak} gemeint ist. Dies klärt ein Blick in die Begriffsbestimmungen der TA Lärm:

> 2.8 Kurzzeitige Geräuschspitzen
>
> Kurzzeitige Geräuschspitzen im Sinne dieser Technischen Anleitung sind durch Einzelereignisse hervorgerufene Maximalwerte des Schalldruckpegels, die im bestimmungsgemäßen Betriebsablauf auftreten. Kurzzeitige Geräuschspitzen werden durch den Maximalpegel L_{AFmax} des Schalldruckpegels $L_{AF(t)}$ beschrieben.

Bei Musikveranstaltungen stellen die Maximalpegel üblicherweise kein eigenständiges Problem dar: Werden sie überschritten, dann sind fast immer auch die Immissionsrichtwerte überschritten. Anders kann das bei Freizeitparks aussehen, bei denen technische Geräuschspitzen vergleichsweise seltener als bei Musik auftreten können und im Verhältnis zum Mittelungspegel auch heftiger ausfallen können.

4.4 Sonderfallbeurteilung bei seltenen Veranstaltungen mit hoher Standortgebundenheit oder sozialer Adäquanz und Akzeptanz

Bei Veranstaltungen im Freien und/oder in Zelten können die unter Ziffer 4.1 bis 4.3 genannten Immissionsrichtwerte mitunter trotz aller verhältnismäßigen technischen und organisatorischen Lärmminderungsmaßnahmen nicht eingehalten werden.

Die Sonderfallbeurteilung nach Abschnitt 4.4 ist auf Veranstaltungen im Freien und/oder in Zelten begrenzt. Im Gegensatz zu Freizeitanlagen wie Vergnügungsparks, Badeplätze oder Sommerrodelbahnen ist die Erzeugung von Schall nicht ein unerwünschtes Nebenprodukt, das man irgendwie minimieren kann, sondern Zweck der Veranstaltung.

Auch bei Veranstaltungen gibt es immer auch „unerwünschten Lärm“, der Gegenstand von technischen und organisatorischen Lärmminderungsmaßnahmen sein kann. Diese Maßnahmen führen jedoch in der Regel nicht dazu, dass die Immissionsrichtwerte dann eingehalten werden können. Bezüglich des „Nutzschalls“ der Veranstaltung laufen generelle Minderungsmaßnahmen dem Zweck der Beschallung zuwider. Zwar gibt es Möglichkeiten, den Schall zum Publikum hin und von den Anwohnern weg zu lenken, diese Möglichkeiten sind jedoch nicht besonders trennscharf und führen häufig nicht dazu, dass die Immissionsrichtwerte eingehalten werden können.

Die einzig wirklich wirksame Maßnahme zur Trennung der Beschallungsfläche sind massive Seitenwände und ein massives Dach – also ein Gebäude. Dessen Erstellung ist aber für einzelne Veranstaltungen nicht verhältnismäßig. Der Abschnitt 4.4 führt nun aus, unter welchen Kriterien solche Veranstaltungen gleichwohl zulässig sein können, wenn die Immissionsrichtwerte nicht eingehalten werden können.

4.4.1 Standortgebundenheit, soziale Adäquanz und Akzeptanz der Veranstaltungen

In Sonderfällen können solche Veranstaltungen gleichwohl zulässig sein, wenn sie

- eine hohe Standortgebundenheit oder soziale Adäquanz und Akzeptanz aufweisen und zudem
- zahlenmäßig eng begrenzt durchgeführt werden.

Eine hohe Standortgebundenheit ist bei besonderem örtlichem oder regionalem Bezug gegeben. In diesem Sinne sind standortgebunden beispielsweise Großveranstaltungen wie der Hessentag, die Kieler Woche und mancherorts auch einzelne Konzerte in exponierter Innenstadtlage. Ebenso können hierunter Feste mit kommunaler Bedeutung – wie die örtliche Kirmes oder das jährliche Fest der Feuerwehr – sowie besondere Vereinsfeiern (z. B. Meisterschaften für Modellfahrzeuge) fallen.

Von sozialer Adäquanz und Akzeptanz ist auszugehen, wenn die Veranstaltung eine soziale Funktion und Bedeutung hat. Sozial adäquat sind beispielsweise örtlich einmalige Jugendfestivals, wie etwa das Wiesbadener Folklorefestival. Sozial akzeptiert ist zum Beispiel der von einem Großteil der Anwohner zumindest geduldete Karneval der Kulturen in Berlin.

Salopp kann man diese Ausführungen zusammenfassen in „es muss einen guten Grund geben und darf nicht zu häufig passieren". Während sich die Häufigkeit klar quantifizieren lässt (4.4.2 d) macht dann auch eine konkrete Vorgabe), sind die Kriterien für „den guten Grund" unbestimmte Rechtsbegriffe, die durch die Behörde ausgelegt werden müssen.

Der eine „gute Grund" ist die Standortgebundenheit. Eine solche Standortbindung ist in der Regel über Jahre und Jahrzehnte entstanden, man könnte hier auch von einer Art Bestandsschutz sprechen. Eine Standortbindung kann aber auch dadurch entstehen, dass eine bestimmte Stadt z. B. einen Kirchentag oder die Feierlichkeiten zum Tag der deutschen Einheit ausrichtet. Auch hier ist es völlig klar, dass die entsprechenden Veranstaltungen nicht in eine andere Stadt verlegt werden können.

Die Frage der Standortgebundenheit stellt sich jedoch nicht nur bei der Frage, in welcher Gemeinde die Veranstaltung stattfindet, sondern auch bei der Frage, an welchem konkreten Ort dies geschieht. Auch hier wird man die Standortgebundenheit als eine Art Bestandsschutz sehen müssen: Veranstaltungen, die an einem konkreten Ort eine gewisse Tradition entwickelt haben, wird man nicht einfach aus Gründen des Immissionsschutzes in das nächste Gewerbegebiet verbannen können.

Der andere „gute Grund" ist soziale Adäquanz und Akzeptanz. Streng genommen sind das zwei verschiedene Kriterien, die beide eigens geprüft und gemeinsam vorliegen müssen. Es sind jedoch allenfalls Ausnahmefälle, in denen nur eines der beiden Kriterien vorliegt.

4.4.2 Unvermeidbarkeit und Zumutbarkeit

In derartigen Sonderfällen prüft die zuständige Behörde zunächst die Unvermeidbarkeit und Zumutbarkeit der zu erwartenden Immissionen:

- **Unvermeidbarkeit**

  Trotz aller verhältnismäßigen technischen und organisatorischen Lärmminderungsmaßnahmen ist eine Überschreitung aufgrund der Umgebungsbedingungen und der Mindestversorgungspegel entsprechend VDI 3770:2012-09 unvermeidbar. Das kann insbesondere dann der Fall sein, wenn lokal geeignete Ausweichstandorte nicht zur Verfügung stehen.

Zum Thema Mindestversorgungspegel ist der Abschnitt 22 (*Beschallungsanlagen im Freien*) VDI 3770:2012-09 einschlägig. Diese definiert Mindestversorgungspegel am Rand (!) der zu beschallenden Fläche:

Art der Beschallung	Mindestversorgungspegel L_{AV}
Großbühne	89,4 dB
Kleinbühne	81,1 dB
Moderation und Musik	83,2 dB
Pausenbeschallung	64,3 dB
Klassik	75,9 dB
Mittel über alle	78,8 dB

Zur Abgrenzung zwischen Groß- und Kleinbühne führt VDI 3770:2012-09 aus:

> Die Grenze für den Übergang von Klein- zu Großbühnen liegt typischerweise bei einer zu beschallenden Fläche von $A \approx 500\ m^2$. Dies bedeutet bei Sitzplätzen (2 Personen/m^2) eine Zuschauerzahl von ca. 1000, bei Stehplätzen (4 Personen/m^2) ca. 2000 Zuschauer.
>
> Diskotheken, Rock- und Popmusikbühnen sind grundsätzlich als Großbühnen, Jazzbühnen als Kleinbühnen zu behandeln.

Zum Verfahren der Berechnung der sich aus dem Mindestversorgungspegel ergebenden Immissionsrichtwerte sei auf VDI 3770:2012-09 verwiesen.

Die Schwierigkeit bei der Verwendung des Verfahrens nach VDI 3770:2012-09 ist, dass die Berechnung der Immissionsrichtwerte nicht ganz trivial ist und so manchen fachfremden Verwaltungsmitarbeiter überfordern dürfte. Ein sehr viel einfacherer Weg ist der Rückgriff auf DIN 15905-5 (auf die in Kapitel 5 der Freizeitlärmrichtlinie verwiesen wird). Diese sieht einen maximal zulässigen Pegel am lautesten Publikumsplatz von 95 dB vor (99 dB, wenn Gehörschutz zur Verfügung gestellt wird). Bei derzeit gebräuchlichen Beschallungsanlagen dürften 95 dB am lautesten Punkt und 89,4 dB am Rand der Publikumsfläche näherungsweise vergleichbar sein.

Der Vorteil für die Verwaltung liegt beim Rückgriff auf DIN 15905-5 darin, dass kein Wert berechnet werden muss, der dem Veranstalter als Immissionsrichtwert für den vorgegebenen Messpunkt mitgeteilt wird (und der den Veranstalter auch erst mal vor die Frage stellt, ob mit diesem Wert die Veranstaltung realisierbar ist), sondern dass stets derselbe Wert (95 dB) an den Veranstalter kommuniziert wird (der mit diesem Wert auch sofort etwas anfangen kann). Eine Messung nach DIN 15905-5 gehört ohnehin zur Verkehrssicherungspflicht des Veranstalters. Bestehen vonseiten der Verwaltung Zweifel, dass der Veranstalter eine entsprechende Messung zuverlässig durchführt, beziehungsweise durchführen lässt, kann ja auch auf die Beauftragung eines externen Gutachters bestanden werden. Eine Messung des Beurteilungspegels nach Freizeitlärmrichtlinie zu Dokumentationszwecken kann zusätzlich gefordert werden.

Sofern Gehörschutz zur Verfügung gestellt wird, lässt DIN 15905-5 einen Beurteilungspegel von 99 dB zu. Bei üblichen Veranstaltungen dürfte es eine Überdehnung des Begriffs *Unvermeidbarkeit* sein, diese 99 dB statt die ohne die Bereitstellung von Gehörschutz möglichen 95 dB als immissionsrechtliche zulässige Grenze heranzuziehen. Wo dies im Einzelfall getan wird, wird man das sicher gesondert und sorgfältig begründen müssen.

- **Zumutbarkeit**

  Voraussetzung ist die Zumutbarkeit der Immissionen unter Berücksichtigung von Schutzwürdigkeit und Sensibilität des Einwirkungsbereichs.

  a) Sofern bei seltenen Veranstaltungen Überschreitungen des Beurteilungspegels vor den Fenstern im Freien von 70 dB (A) tags und/oder 55 dB (A) nachts zu erwarten sind, ist deren Zumutbarkeit explizit zu begründen.

Messpunkt ist 0,5 m vor dem geöffneten Fenster des am stärksten betroffenen Raumes, in der Praxis erfolgt häufig eine Messung an einem Ersatzmessort. Die Pegelgrenzen von 70 dB tags und 55 dB nachts (eine Pegelgrenze für die Ruhezeiten fehlt) sind die Pegelgrenzen für seltene Störereignisse nach TA Lärm. Diese stellen jedoch hier keine Grenzwerte dar, sondern sind Auslösewerte für eine explizite Begründung der Zumutbarkeit.

  b) Überschreitungen eines Beurteilungspegels nachts von 55 dB (A) nach 24 Uhr sollten vermieden werden.

Dass die Richtlinie hier von *sollten* und nicht von *müssen* spricht, eröffnet Spielräume für Abweichungen, in denen das gut begründet werden kann. Ein naheliegender Anwendungsfall für solche Abweichungen sind Veranstaltungen an Sylvester, da hier ohnehin mit einer Geräuschbelastung durch Kleinfeuerwerk bis um 1:00 Uhr früh zu rechnen ist.

c) In besonders gelagerten Fällen kann eine Verschiebung der Nachtzeit von bis zu zwei Stunden zumutbar sein.

Die Verschiebung der Nachtzeit kennt auch die TA Lärm, aber dort nur bis zu eine Stunde. Zu beachten ist, dass es sich hier nicht um eine Verkürzung, sondern um eine Verschiebung handelt. Wird die Nachtzeit um zwei Stunden verschoben, dann endet die Nacht an einem Sonn- oder Feiertag nicht um 7:00 Uhr, sondern erst um 9:00 Uhr.

Im Einzelfall ist zu entscheiden, wie bezüglich der Ruhezeiten zu verfahren ist. Die eine Möglichkeit wäre, dass am Tag der Verschiebung die Ruhezeit dann von 20:00 Uhr bis 24:00 Uhr geht, am nächsten Tag dann jedoch morgens die Ruhezeit entfällt (die sonst an einem Werktag zwischen 6:00 und 8:00 Uhr und an einem Sonn- oder Feiertag zwischen 7:00 und 9:00 Uhr liegen würde).

Die andere Möglichkeit wäre, dass am Tag der Verschiebung der Tag außerhalb der Ruhezeiten erst um 22:00 Uhr endet, zwischen 22:00 und 0:00 Uhr tags während der Ruhezeit ist, und am nächsten Tag die Ruhezeit um zwei Stunden verschoben wird (also dann von 8:00 bis 10:00 Uhr werktags und zwischen 9:00 und 11:00 Uhr an einem Sonn- oder Feiertag).

Bei einer nur einstündigen Verschiebung der Nachtzeit wird man in der Regel den Tag während der Ruhezeit am Tag der Verschiebung um eine Stunde verlängern und am Folgetag um eine Stunde verkürzen.

In 4.4.3 wird dann noch erwähnt, dass solche Verschiebungen der Nachtzeit auf die Abende vor Samstagen, Sonn- und Feiertagen beschränkt werden soll.

d) Die Anzahl der Tage (24 Stunden-Zeitraum) mit seltenen Veranstaltungen soll 18 pro Kalenderjahr nicht überschreiten.

Diese Bestimmung entspricht den seltenen Ereignissen nach 6.3 und 7.2 TA Lärm, wobei sie dort auf 10 Tage oder Nächte im Jahr und auf nicht mehr als zwei Wochenenden hintereinander begrenzt sind. Hier ist zunächst einmal klargestellt, dass es sich um 24-Stunden-Zeiträume handelt, und dann ist die Zahl auf 18 erweitert worden.

Die Formulierung *soll* statt *darf* ermöglicht es, in Sonderfällen die 18 Tage auch zu überschreiten. Solche Sonderfälle können dann vorliegen, wenn in dem betreffenden Jahr die Gemeinde ein Großereignis (Kirchentag, Hessentag ...) ausrichtet, das in den Folgejahren nicht stattfindet.

Die Beschränkung auf nicht mehr als zwei aufeinanderfolgende Wochenende kommt in 4.4.3 dann noch als Soll-Bestimmung.

> e) Geräuschspitzen sollen die Werte von 90 dB (A) tags und 65 dB (A) nachts einhalten.

Das findet seine Entsprechung in 6.3 TA Lärm, wobei dort *dürfen nicht* und hier *sollen nicht* formuliert ist. Mit *Geräuschspitzen* ist kein L_{Apeak}, sondern ein L_{AFmax} gemeint.

> Die Unvermeidbarkeit und Zumutbarkeit der zu erwartenden Immissionen ist schriftlich nachvollziehbar zu begründen. Da das Spektrum derjenigen Veranstaltungen, die die Immissionsrichtwerte der Ziffern 4.1 bis 4.3 nicht einhalten können, groß ist und vom Dorffest bis zu überregionalen Großereignissen reicht, gilt:
>
> In je größerem Umfang die Abweichungen der Immissionsrichtwerte nach Ziffern 4.1 bis 4.3 in Anspruch genommen werden sollen und an je mehr Tagen (24 Stunden-Zeitraum) seltene Veranstaltungen stattfinden sollen, desto intensiver hat die zuständige Behörde die in dieser Ziffer genannten Voraussetzungen zu prüfen, zu bewerten und zu begründen. Bei herausragenden Veranstaltungen sind in der Begründung gerade der sozialen Adäquanz und Akzeptanz besondere Bedeutung beizumessen.

Eine Überschreitung der Immissionsrichtwerte geht zu Lasten des Ruhebedürfnisses der Anwohner. Damit die zuständige Behörde sich jetzt nicht zu leichtfertig über die berechtigten Interessen der Anwohner hinwegsetzt, wird ihr im Gegenzug die Pflicht zur Prüfung, Bewertung und schriftlichen Begründung auferlegt, und zwar in dem Maße, in dem sie den Anwohnern in Höhe und Dauer die Duldung solcher Ereignisse auferlegt.

In der Praxis bewegen sich solche schriftlichen Begründungen meist in der Größenordnung von einer Viertel bis zu zwei DIN-A4-Seiten. Eine Daumenregel wie „eine Viertel Seite pro zwei Tage im Jahr“ ist sicher zu schematisch, aber von der Größenordnung her auch nicht völlig falsch.

4.4.3 Nebenbestimmungen

In so definierten Sonderfällen können Veranstaltungen von der zuständigen Behörde nach Maßgabe folgender, ggf. als Nebenbestimmung festzulegender Maßnahmen zugelassen werden:

Über die Nebenbestimmungen gehen die Überschreitungen der Immissionsrichtwerte nicht nur in Form von zusätzlicher Prüfungs-, Bewertungs- und Begründungspflicht zu Lasten der zuständigen Behörde, sondern auch zu Lasten des betreffenden Veranstalters.

- **Unterlagen zur voraussichtlichen Geräuschbelastung:**

  Damit die Immissionsschutzbehörde die Geräuschbelastung der Umgebung durch die Veranstaltung beurteilen kann, ist der Veranstalter zu verpflichten, entsprechende Unterlagen vorzulegen. Ggf. kann dafür eine Schallimmissionsprognose erforderlich sein.

Damit die zuständige Behörde das Ansinnen des Veranstalters überhaupt erst prüfen kann, wird sie – sofern entsprechende Vorjahreswerte nicht vorliegen – eine Schallimmissionsprognose benötigen. Über die Nebenbestimmungen kann sie veranlassen, dass diese vom Veranstalter (und dann auf dessen Kosten) beizubringen ist.

Für Schallimmissionsprognosen gibt es entsprechende Software, die Bebauung und Topographie mitberücksichtigen. Für die Genehmigung einzelner Veranstaltungen dürfte es aber hinreichend sein, wenn eine Prognose nach DIN 18005-1 oder DIN ISO 9613-2 eingereicht wird.

- **Verschiebung des Beginns der Nachtzeit:**

  Eine Verschiebung des Beginns der Nachtzeit soll auf Abende vor Samstagen sowie vor Sonn- und Feiertagen beschränkt werden.

- **Aufeinanderfolge seltener Ereignisse:**

  Die Veranstaltungen sollen auf einen längeren Zeitraum verteilt werden und an nicht mehr als zwei aufeinander folgenden Wochenenden stattfinden.

Diese beiden Punkte schränken die Ausführungen über *Unvermeidbarkeit und Zumutbarkeit* wieder ein, die in 4.4.2 gemacht wurden.

– **Eigenüberwachung durch Schallmessungen; Verwendung von Schallpegelbegrenzern:**

  Es empfiehlt sich, den Veranstalter zur Eigenüberwachung zu verpflichten. Dies kann z. B. durch Überwachungsmessungen oder durch Einpegelungen oder den Einsatz von Schallpegelbegrenzern erfolgen. Die durchgeführten Maßnahmen sind zu dokumentieren.

Der Einsatz von Schallpegelbegrenzern („Limiter“) führt im Normalfall zu einer verlässlicheren Einhaltung vorgegebener Pegelgrenzen, da eine Überschreitung technisch ausgeschlossen wird. Ein Problem kann sein, dass solche Geräte auch gerne mal aus der Signalkette entfernt werden, was ohne eine gleichzeitig stattfindende Messung kaum nachgewiesen werden kann. Diesbezüglich hilft es dann auch nicht, wenn der Limiter von einem unabhängigen fachkundigen Dritten eingestellt und verplombt beziehungsweise versiegelt wurde.

Zudem sind Limiter nicht gerne in der Signalkette gesehen, da sie die Dynamik der Musik reduzieren. Dies passiert nicht, wenn statt einem Limiter die Schallpegelmessung durchgeführt wird. Sofern Zweifel daran bestehen, dass der Veranstalter oder die von ihm beauftragte Beschallungsfirma die erforderliche Sachkunde, Zuverlässigkeit und insbesondere Unabhängigkeit haben oder es ihnen an der messtechnischen Ausstattung fehlt, so sollte eine Schallpegelmessung durch einen unabhängigen Gutachter gefordert werden. Dabei ist es häufig nicht verhältnismäßig, auf eine bekannt gegebene Stelle nach § 29 b BImSchG zu bestehen – wichtiger ist es, dass der beauftragte Gutachter Erfahrung bei der Messung von Veranstaltungen hat und mit den dortigen Gepflogenheiten vertraut ist.

Sofern entsprechende Auflagen gemacht werden, wird die Behörde üblicherweise auch fordern, dass ihr eine entsprechende Dokumentation (also z. B. das Messprotokoll) zeitnah unaufgefordert einzureichen ist.

– **Vorherige Information der Nachbarschaft:**

  Der Veranstalter ist verpflichtet, die Nachbarschaft im Einwirkungsbereich rechtzeitig, d. h. in der Regel mindesten 14 Tage vorher über Art, Dauer und Ende der Veranstaltung zu unterrichten. Für exponierte Standorte mit saisonbedingter Mehrbelastung kann ein kontinuierlicher Einbindungsprozess von Anwohnern geboten sein. Bei einer Vielzahl potentieller Veranstaltungsorte ist die Entwicklung einer kommunalen Veranstaltungskonzeption empfehlenswert.

Da eine Richtlinie keine direkte Wirkung auf Dritte hat, ist *Der Veranstalter ist verpflichtet* als *Der Veranstalter ist zu verpflichten* zu lesen. Dies allerdings nur, wenn es sich um eine einzelne Veranstaltung handelt, oder wenn mehrere Veranstaltungen vom selben Veranstalter durchgeführt werden. Bei unterschiedlichen Veranstaltern werden diese einen kontinuierlichen Einbindungsprozess oder gar die Entwicklung einer kommunalen Veranstaltungskonzeption kaum eigenständig leisten können, obgleich sie sicher an einer solchen beteiligt werden sollten.

In eine solche Unterrichtung gehört auch gleich die Rufnummer des Beschwerdetelefons.

– **Optimale Ausrichtung von Bühne und Beschallungstechnik:**

  Bühne und Beschallungstechnik sind so auszurichten und auszuwählen, dass die Belastung der Nachbarschaft minimiert wird. Insbesondere ist auf eine Reduzierung der abgestrahlten tiefen Frequenzanteile hinzuwirken (z. B. durch kardioide Aufstellung der Basslautsprecher als Array oder Minimierung einzelner nicht relevanter Terzen).

Mit einer geeigneten Aufstellung von Bühne und Beschallungstechnik lässt sich beeinflussen, in welche Richtung Schall primär abgestrahlt wird. Sofern die Veranstaltungsfläche nur in einer Richtung Anwohner hat, während in der anderen Richtung wenig schutzwürdige Nutzung wie Gewerbegebiete oder land- beziehungsweise forstwirtschaftliche Flächen liegen, so kann die Belastung der Anwohner deutlich reduziert werden.

Hilfreich sind hier insbesondere Cardoid-Subs, welche primär in eine Richtung (also zum Publikum hin) abstrahlen, nach hinten jedoch nicht. Die Formulierung *kardioide Aufstellung der Basslautsprecher* ist unpräzise, da es sich in der Regel um entsprechende Produkte und nicht um eine kardoide Aufstellung handelt. Lediglich Spezialisten mit entsprechender Messtechnik können konventionelle Basslautsprecher als Cardoid-System betreiben, wobei es da bei Weitem nicht mit der Aufstellung getan ist.

Eine Forderung nach *Minimierung einzelner nicht relevanter Terzen* kann unterbleiben, weil Beschallungssysteme keine Frequenzbereiche („Terzen“) wiedergeben, die vom Anwender als nicht relevant eingestuft werden. Für Musik, die keine entsprechenden Frequenzanteile hat (Liedermacher mit Gitarre), werden in der Praxis quasi nie Subwoofer aufgestellt.

In der Praxis ist es auch schon vorgekommen, dass die zuständige Behörde die Höhe der Anordnung der Lautsprecher beschränkt hat (im konkreten Fall auf

8 m). Dem liegt ein laienhaftes Verständnis der entsprechenden Sachverhalte zugrunde, eine Beschränkung der Höhe ist quasi immer kontraproduktiv.

- **Ansprechpartner, Beschwerdetelefon:**

  Vom Veranstalter ist ein Ansprechpartner für Anfragen bzw. Beschwerden zu benennen und incl. Telefonnummer öffentlich bekannt zu geben. Die telefonische Erreichbarkeit des Ansprechpartners ist für den gesamten Veranstaltungszeitraum zu gewährleisten.

Durch die öffentliche Bekanntgabe soll verhindert werden, dass sich gestört fühlende Anwohner an die zuständige Behörde (wo sie zu entsprechender Zeit meist niemand erreichen) oder an die Polizei wenden (die Besseres zu tun hat).

5 Maßnahmen

Lautsprecher u. ä. Einrichtungen können in ihrer Lautstärke begrenzt werden. Hierzu sind geeignete Begrenzer vorzuschreiben, die die Einhaltung der entsprechenden Immissionsrichtwerte „Außen" ermöglichen. Durch mehrere Lautsprecher kleinerer Leistung können unter bestimmten Voraussetzungen gegenüber einem Lautsprecher großer Leistung die Immissionen vermindert werden, indem Flächen (z. B. Spielflächen und Zuschauerränge) gezielt beschallt werden.

Die harte Formulierung *sind geeignete Begrenzer vorzuschreiben* wird in Kapitel 2 dadurch aufgeweicht, dass technische Schutzmaßnahmen ganz oder teilweise entbehrlich sein können, wenn die Einhaltung der Schutzziels durch organisatorische Maßnahmen gewährleistet werden kann. Solche organisatorischen Maßnahmen sind in der Regel eine messtechnische Überwachung, und Grundlage derer Ergebnisse dann erforderlichenfalls der Pegel reduziert wird.

Begrenzer („Limiter") verhindern die Überschreitung eines eingestellten Pegels, damit lassen sich dann nicht nur die *Immissionsrichtwerte „Außen"* einhalten, sondern auch die *Immissionsrichtwerte „Innen"*. Solche Geräte sollten dann verplombt oder versiegelt werden – damit wird aber lediglich verhindert, dass ein anderer Wert eingestellt wird, ohne dass die Plombe oder das Siegel beschädigt wird. Eine solche Verplombung oder Versiegelung verhindert nicht, dass das Signal am Limiter vorbeigeführt wird. Reduzieren kann man diese Gefahr, indem gleich komplette Verstärker-Racks versiegelt werden.

Limiter sind bei Tontechnikern recht unbeliebt, weil sie die Dynamik der Musik reduzieren. Sofern das Schutzziel auch mit einer messtechnischen Überwachung eingehalten werden kann, spricht nichts gegen diesen Weg. Es gibt inzwischen auch Limiter, die an ein Messsystem angekoppelt werden können und dann nicht zu dieser unbeliebten Dynamikreduktion führen.

Mithilfe einer sogenannten *dezentralen Beschallung* (viele kleine verteilte Lautsprecher statt weniger großer) lässt sich gegebenenfalls auch die Immissionsbelastung reduzieren. Bei großen Veranstaltungen ist das jedoch häufig schwierig, weil geeignete Befestigungsmöglichkeiten fehlen. Ohnehin ist das aufwendig einzurichten oder geht zu Lasten der Klangqualität, häufig sogar beides.

Darüber hinaus können ggf. begleitende Maßnahmen gemäß 4.4.3 erforderlich sein.

Die Maßnahmen nach 4.4.3 sind dort nur für den Fall vorgesehen, dass die Immissionsrichtwerte nicht eingehalten werden können. Über den Verweis hier in Abschnitt 5 können sie jedoch auch in solchen Fällen vorgesehen werden, in denen die Immissionsrichtwerte eingehalten werden können. Rechtsgrundlage ist § 22 BImSchG, der besagt, dass bei nicht genehmigungsbedürftigen Anlagen schädliche Umwelteinwirkungen nach dem Stand der Technik vermieden beziehungsweise auf ein Mindestmaß beschränkt werden müssen.

Der Veranstalter ist auf seine Verkehrssicherungspflicht hinzuweisen. Empfehlungen, wie der Verkehrssicherungspflicht in Bezug auf eine Gehörgefährdung durch Schallemissionen elektroakustischer Beschallungstechnik nachgekommen werden kann, enthält die DIN 15905-5:2007-11 „Maßnahmen zum Vermeiden einer Gehörgefährdung des Publikums durch hohe Schallemissionen elektroakustischer Beschallungstechnik".

Die Verkehrssicherungspflicht der Veranstalters ist Schadensersatzrecht und damit Privatrecht, während Immissionsschutz öffentliches Recht ist. Verpflichtungen im öffentlichen Recht, Beteiligte auf privatrechtliche Rechtspflichten hinzuweisen, sind selten. Dass eine solche harte Verpflichtung (kein *soll*, sondern *ist hinzuweisen*) hier formuliert wird, folgt der Überlegung, dass es auch dem Schutz der Anwohner vor übermäßiger Belastung dient, wenn auf der Veranstaltung der Pegel auf einen Wert zurückgenommen wird, bei dem keine Schädigung des Gehörs des Publikums zu befürchten ist.

DIN 15905-5 wird man als anerkannte Regel der Technik ansehen müssen und als solche unter den Stand der Technik subsumieren. Nach § 22 BImSchG (1) 2. sind bei nicht genehmigungsbedürftigen Anlagen nach dem Stand der Technik unvermeidbare schädliche Umwelteinwirkungen auf ein Mindestmaß zu beschränken. Von daher kann die zuständige Behörde nicht nur auf die Verkehrssicherungspflicht hinweisen, sondern vom Veranstalter auch fordern, als Nachweis der Einhaltung dieser Grundpflicht das Messprotokoll der Messung nach DIN 15905-5 nach der Veranstaltung bei der Behörde einzureichen.

DIN 15905-5 lässt als Beurteilungspegel 99 dB dann zu, wenn Gehörschutz zur Verfügung gestellt wird, ansonsten nur 95 dB. Während bei der Unvermeidbarkeit nach 4.4.2 sicher im Regelfall nicht argumentiert werden kann, es sei unvermeidbar, dass ein Veranstalter es so laut machen muss, dass er schon Gehörschutz zur Verfügung stellen muss, und somit auf 95 dB beschränken wird, wird man dem Veranstalter 99 dB kaum verwehren können, solange er die Immissionsrichtwerte einhält.

Die Verkehrssicherungspflicht wird der Veranstalter nach der aktuellen Fassung von DIN 15905-5 wahrzunehmen haben, das wäre im Moment DIN 15905-5:2022-07. Der hier vorliegende datierte Verweis auf die Norm ist daher nicht sachgerecht – der Problematik entgeht man durch einen undatierten Verweis.

Sollen mehrere geräuschintensive Anlagen anlässlich einer Veranstaltung auf einem Freizeitgelände (z.B. Rummelplatz) betrieben werden, kann die Einhaltung der Immissionsrichtwerte auch dadurch sichergestellt werden, dass die lauteste Anlage von der Wohnbebauung am entferntesten aufgestellt wird. Auch die Richtwirkung von Schallquellen ist zu berücksichtigen. Gegebenenfalls sollte ein Gutachten eines Sachverständigen eingeholt werden.

Voraussetzung dafür ist, dass schon vor dem Aufbau klar ist, was die lauteste Anlage ist. Zudem würde im Falle eines Rummelplatzes die Problematik hinzukommen, dass der Wettbewerb zwischen den einzelnen Schaustellern auch über den Beschallungspegel ausgetragen wird. Hier könnte es auch eine Überlegung sein, einheitliche zulässige Pegel vorzugeben und deren Einhaltung durch Messungen sicherzustellen.

An- und Abfahrtswege sowie Parkplätze sind durch betriebliche und organisatorische Maßnahmen des Betreibers so zu gestalten, dass schädliche Umwelteinwirkungen durch Geräusche auf ein Mindestmaß beschränkt werden. Dabei ist auch zu prüfen, ob ein „Park-and-Ride-System" mit dem ÖPNV-Träger unter Benutzung eines von der Wohnbebauung entfernt liegenden Parkplatzes die zu erwartende Lärmbelastung vermindern kann.

Gerade bei Konzertveranstaltungen in kleineren Gemeinden kommt es nach Schluss der Veranstaltung, wenn die Besucher nahezu gleichzeitig das Gelände verlassen, häufig zu einer partiellen Überlastung der Verkehrs-Infrastruktur. Wenn Hunderte Autos im Stau stehen, führt das dann auch zu einer erheblichen Lärmbelastung. Die angesprochenen Park-and-Ride-Systeme können ein Baustein der Lösung sein. In kleineren Gemeinden spielt sich das Problem häufig zu Zeiten ab, in dem überhaupt kein ÖPNV mehr zur Verfügung steht – hier könnte eine temporäre Ausweitung der Betriebszeiten schon helfen. Weitere Ideen sind die Zuordnung der Parkplätze zu den Ausfallstraßen und die temporäre Änderung von Ampelschaltungen und Vorfahrtsregelungen, damit der Verkehr möglichst staufrei abfließt.